こどもの心と体の
成長・発達によい
食事

こども病院の医師と栄養士による食育レシピ

監修 地方独立行政法人　大阪府立病院機構
大阪府立母子保健総合医療センター

編著　恵谷　ゆり　大阪府立母子保健総合医療センター 消化器・内分泌科部長兼栄養管理室長
　　　西本裕紀子　大阪府立母子保健総合医療センター 栄養管理室副室長

妊娠期・乳児期

金芳堂

執筆者 (執筆順)

馬淵 亜希	大阪府立母子保健総合医療センター 産科
川口 晴菜	大阪府立母子保健総合医療センター 産科
光田 信明	大阪府立母子保健総合医療センター 周産期診療局長兼産科主任部長
和栗 雅子	大阪府立母子保健総合医療センター 母性内科部長
田口 貴子	大阪府立母子保健総合医療センター 産科
平野 慎也	大阪府立母子保健総合医療センター 新生児科副部長
西本 裕紀子	大阪府立母子保健総合医療センター 栄養管理室副室長
和田 芳直	大阪府立母子保健総合医療センター 母性内科
加嶋 倫子	大阪府立母子保健総合医療センター 栄養管理室
北島 博之	大阪府立母子保健総合医療センター 新生児科主任部長
錦戸 知喜	大阪府立母子保健総合医療センター 呼吸器・アレルギー科副部長
藤本 素子	大阪府立母子保健総合医療センター 栄養管理室
中野 嵩大	大阪府立母子保健総合医療センター 産科
五郎畑 美穂	大阪府立母子保健総合医療センター 栄養管理室
関戸 彩	大阪府立母子保健総合医療センター 栄養管理室
麻原 明美	大阪府立母子保健総合医療センター 栄養管理室
白石 淳	大阪府立母子保健総合医療センター 新生児科副部長
江原 伯陽	エバラこどもクリニック院長
庄司 保子	大阪府立母子保健総合医療センター 消化器・内分泌科副部長
位田 忍	大阪府立母子保健総合医療センター 統括診療局長兼消化器・内分泌科主任部長
福岡 智哉	大阪府立母子保健総合医療センター 消化器・内分泌科
山田 寛之	大阪府立母子保健総合医療センター 消化器・内分泌科医長
虫明 聡太郎	近畿大学医学部奈良病院小児科教授
惠谷 ゆり	大阪府立母子保健総合医療センター 消化器・内分泌科部長兼栄養管理室長
古川 千紗子	大阪府立母子保健総合医療センター 栄養管理室

執筆協力者

伊藤 真緒	大阪府立母子保健総合医療センター 栄養管理室研修生
花井 美夢	大阪府立母子保健総合医療センター 栄養管理室実習生

料理指導

吉川 美子	料理研究家

写真撮影

川久保 民雄

巻頭言

　このたび，金芳堂のご援助のもとに大阪府立母子保健総合医療センターから「こどもの心と体の成長・発達によい食事」を上梓することとなりました。こどもの心と体の発達に「食育」は重要であることは良く知られています。ところが，この食育に関する"専門家による医学的に確かな根拠にもとづく"教科書やレシピ本がありませんでした。このたび，当センターの専門家が総力を挙げて本書の作成に取り組みました。

　胎児期（母体内の環境）・乳幼児期の栄養環境はその人の一生の心と体の健康に大きな影響を与えます。最近，わが国では出生時体重が低下し続けており，体重が 2,500g 未満の低出生体重は全出生児の 10％に及びます。この傾向は先進諸国の中ではわが国に特異的な現象とされています。出生体重の低下は母体内での栄養環境が良くないことを示唆しますが，これは子供の将来に大きな問題をはらんでいます。以前は「小さく生んで大きく育てる」のが良いと考えられてきましたが，最近，出生時体重の小さいこどもには，将来の肥満や糖尿病，高血圧などの生活習慣病の頻度が高いことが明らかとなりつつあります。このような考え方を DOHaD（developmental origins of health and disease）といいますが，現在のわが国の現状を鑑みますと重要なことと思われます。この DOHaD についても本書で詳しく解説されています。

　最近の出生時体重低下の一因は若い女性の行き過ぎた「やせ」志向にあると考えられています。事実，20，30 歳代の女性のやせは年代とともに進行しつつあり，最近は 20 歳代の女性の 30％もの方が「やせ」とされる肥満度指数（BMI）が 18.5 未満です。これに対応するには，妊娠してからの栄養管理では不十分であり，思春期からの，とくに，思春期女性の食育の重要性がもっと認識され，若い女性が望ましい体型を維持するように教育する必要があります。妊娠中から，乳幼児・小児，さらには思春期にかけての「食育」に関する啓蒙ももちろん非常に重要なことです。

　本編では，妊娠初期・中期・後期それぞれの時期に食べていただきたい 1 日の食材と，その食事レシピ，乳児期の栄養，離乳の進め方，離乳期初期・中期・後期・完了期に食べさせたい 1 日の食材とその食事レシピを掲載しました。当センターの管理栄養士が，「こどもの心と体の成長・発達によい食事」のレシピを図解や写真を豊富に使って分かりやすく，普段の献立に役立つように記載しました。また，レシピを挙げるだけでなく，小児科・内科・産婦人科・新生児科医など妊婦やこどもの「食育」のプロがそれぞれの分野から，なぜその食事が好ましいのか，必要なのかという根拠・背景などについて確かな証拠に基づいて解説しました。

　本書が，食育を指導される栄養士さんにはもちろん，広く妊婦さんやこどもの食育を担っておられるお母さま方に読まれ，わが国のこどもの心身の健やかな成長に役立つことを願っています。

2016 年 4 月

大阪府立母子保健総合医療センター
総長　倉智博久

序　文

　大阪府立母子保健総合医療センターは周産期と小児の専門病院として多くの子どもたちや妊産婦さんに高度先進医療を提供しています。その中で栄養士は医師と手を結び，「食と栄養」というキーワードで医療と連携し，妊婦の健康と胎児，小児の成長発達を支えています。生まれた子どもが順調に成長発達し，生涯に渡って健康を維持するためには，「食と栄養」の正しい知識とスキルを身につけて，妊娠期，乳児期，幼児期，学童期，思春期のすべての時期において適切な食生活を送ることが重要です。我々は当センターの特性上，様々な疾患を持つ妊婦さんや子どもたちの栄養管理に携わってきましたが，どのような場合においても，栄養バランスの良い安全でおいしい食事を家族で楽しく食べていくことが食育の基本であり，人間が健やかに生きていくための源だと感じています。

　今の日本では，食材や料理，栄養についてさまざまな情報が溢れています。しかし，これらの情報は必ずしも医学的に正しいものではなく，いったい何を信じたらよいのか迷ってしまうことも多いことでしょう。また，核家族化や少子化が進む中で育児経験は限られてしまう一方，「ちゃんとした子育てをしないといけない」という大きなプレッシャーが両親にのしかかっています。このような状況で，子どもの体によい食事環境を整えるにはどのようにすればよいのか，悩んだり戸惑ったりされているのではないでしょうか。

　私たちは1981年の当センター開設以来，非常に多くの妊婦さんや子ども達の栄養指導を行ってきました。その豊富な経験をもとに，妊娠中〜子育て中のご両親のためのレシピ本を作ることになりました。そのコンセプトは

　　① こども病院の医師による医学的に正しい本
　　② こども病院の栄養士だからアドバイスできる本
　　③ 子育て中の若い両親が食育を理解できる本
　　④ 胎児期から成人するまで健やかな子どもの発育をサポートできる本

で，ステージ別に「妊娠期・乳児期編」「幼児期編」「学童期・思春期編」の3部構成に仕上げました。料理に慣れていない人でもこれさえあれば，栄養バランスの整った適量の美味しい料理を作ることができ，家族で楽しく食事ができるように，当センター栄養管理室の管理栄養士が持てる技術を駆使したお勧めレシピをたくさん載せています。さらに巻末には料理に関するミニ知識をたくさん盛り込みました。また，栄養や発育に関連する話

題について，妊娠中や子育て中に是非知っておいていただきたい正しい医学的情報を，当センターで活躍されている医師や当センターにゆかりのある医師に，コラムの形で読みやすく執筆していただきました。

　出版に際しては大阪府立病院機構の遠山正彌理事長の全面的なご支援の下，料理研究家の吉川美子先生にアドバイスをいただき，カメラマンの川久保民雄先生に料理の撮影をお願いしました。

　また，本書の各期における食事の基準量は，厚生労働省から5年ごとに改定される「日本人の食事摂取基準2015年版」に準拠し，食品の栄養成分値は，文部科学省が5年ぶりに改訂した最新の「日本食品標準成分表2015年版（七訂）」を用いています。

　これから妊娠・出産を控えておられる方や子育て中のご家族だけでなく，母子保健に携わる医療関係者が正しい食育に取り組む際に，是非本書を手に取っていただき，子どもが家族との楽しい食生活の中で「食と栄養」の正しい知識とスキルを身につけながら，すこやかに成長発達されるために役立てていただければ幸いです。

　最後に水口麻衣子さんをはじめとする大阪府立病院機構の皆様と金芳堂の市井輝和様のご協力で発刊にこぎつけましたことに深謝申し上げます。

　　2016年4月 吉日

編集者
大阪府立母子保健総合医療センター
　消化器・内分泌科部長兼栄養管理室長　惠谷　ゆり
　栄養管理室副室長　西本裕紀子

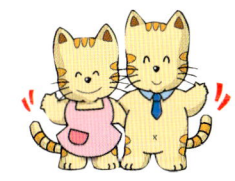

目　次

妊娠期

女性の体格と胎児発育（馬淵亜希・川口晴菜・光田信明） ……………………………………… 2
　コラム 1　妊娠糖尿病・妊娠高血圧症候群とは？（和栗雅子） ……………………………… 6
　コラム 2　DOHaD（田口貴子・光田信明） ……………………………………………………… 8
　コラム 3　低出生体重児のリスク（平野慎也） ………………………………………………… 9
妊娠期の栄養と食事（西本裕紀子） …………………………………………………………………… 10
　コラム 4　葉酸とサプリメント（和田芳直） …………………………………………………… 16
妊娠中にとりたい 1 日の食材の目安量（加嶋倫子） ……………………………………………… 17
　コラム 5　母親の食とトランス脂肪酸（北島博之） …………………………………………… 18
　コラム 6　妊娠中・授乳中の食事と児のアレルギー（錦戸知喜） …………………………… 19
妊娠初期献立（1日分）（藤本素子） ………………………………………………………………… 20
　コラム 7　「つわりと悪阻（おそ）」について（中野高大・川口晴菜） ……………………… 27
妊娠中期献立（1日分）（藤本素子・五郎畑美穂） ………………………………………………… 28
妊娠後期献立（1日分）（関戸　彩） ………………………………………………………………… 36
鉄分補給に役立つ市販の鉄強化食品（関戸　彩・加嶋倫子） …………………………………… 43
　コラム 8　海藻とヨウ素（麻原明美） …………………………………………………………… 44
主菜料理献立あれこれ（藤本素子・関戸　彩・西本裕紀子） …………………………………… 46
副菜料理献立あれこれ（藤本素子・関戸　彩・西本裕紀子） …………………………………… 48
汁物料理献立あれこれ（藤本素子・関戸　彩・西本裕紀子） …………………………………… 52
主食とおかずの合体献立あれこれ（藤本素子・関戸　彩） ……………………………………… 54
　コラム 9　妊娠中は，魚の種類と量に気をつけよう（加嶋倫子） …………………………… 56
妊娠期のおやつ献立（藤本素子・関戸　彩・五郎畑美穂） ……………………………………… 58

乳児期

乳児期の栄養（西本裕紀子） ………………………………………………………………………… 62
　コラム 10　母乳育児の神秘（白石　淳） ……………………………………………………… 64
離乳食の進め方（西本裕紀子） ……………………………………………………………………… 66

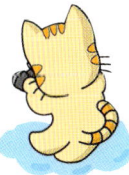

| コラム 11 | 乳幼児の鉄欠乏性貧血（江原伯陽） | 70 |

| コラム 12 | 「卒乳」と「断乳」（西本裕紀子） | 71 |

離乳初期にとりたい1日の食材と乳汁の目安量（麻原明美） …… 72

離乳中期にとりたい1日の食材と乳汁の目安量（麻原明美） …… 73

離乳後期にとりたい1日の食材と乳汁の目安量（麻原明美） …… 74

離乳完了期にとりたい1日の食材と乳汁の目安量（麻原明美） …… 75

| コラム 13 | 母乳，ミルク，フォローアップミルク，牛乳の知識（庄司保子） | 76 |

| コラム 14 | 離乳食と食物アレルギー（錦戸知喜） | 78 |

| コラム 15 | ミルクアレルギー／乳児難治性下痢（位田 忍） | 79 |

離乳初期（5ヵ月頃〜）の食べ方の目安（麻原明美・西本裕紀子） …… 80

離乳中期（7ヵ月頃〜）の食べ方の目安（麻原明美・西本裕紀子） …… 82

離乳後期（9ヵ月頃〜）の食べ方の目安（麻原明美・西本裕紀子） …… 86

| コラム 16 | 乳児の便秘（福岡智哉・山田寛之） | 91 |

離乳完了期（12ヵ月頃〜）の食べ方の目安（藤本素子） …… 92

| コラム 17 | 離乳食がうまく進まない赤ちゃん（西本裕紀子） | 97 |

各時期に適した主食献立あれこれ（麻原明美・加嶋倫子） …… 100

各時期に適した副食献立あれこれ（麻原明美・加嶋倫子） …… 103

離乳期のおやつ献立（藤本素子・麻原明美・加嶋倫子・西本裕紀子） …… 105

| コラム 18 | 赤ちゃんの下痢が長引くときに気をつけること（虫明聡太郎） | 106 |

| コラム 19 | 食中毒を予防しましょう（西本裕紀子） | 108 |

| コラム 20 | 衛生対策，感染予防対策として，離乳期に気を付けること（惠谷ゆり） | 111 |

ベビーフードの活用の仕方（加嶋倫子・古川千紗子） …… 112

フリージングの活用（藤本素子） …… 114

離乳食の調理器具（麻原明美） …… 116

編集後記 …… 117

索引 …… 118

レシピページの見方

料理名
野菜たっぷりトマトスープ

栄養成分
1人分の栄養成分を示しています

エネルギー	70kcal	たんぱく質	1.8g	脂質	4.2g	炭水化物	7.1g	カルシウム	21mg
鉄	0.4mg	葉酸	34μg	食物繊維	1.7g	塩分	0.4g		

（離乳食）

エネルギー	：91kcal
たんぱく質	：1.6g
脂質	：0.2g
炭水化物	：19.7g
カルシウム	：1mg
鉄	：0.2mg
塩分	：0.1g

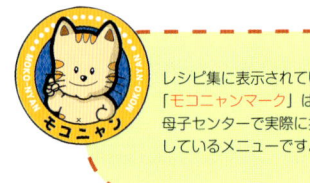

レシピ集に表示されている「モコニャンマーク」は母子センターで実際に提供しているメニューです。

出来上がりイメージ

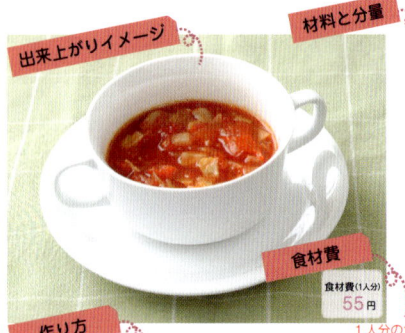

材料と分量
妊娠期は2人分、乳児期は1人分または作りやすい分量で表示しています
左に分量の目安量、右（ ）内に重量をしめしています

材料（2人分）
- にんにく……………………1かけ（5g）
- たまねぎ……………………1/4個（40g）
- にんじん……………………1/10本（20g）
- キャベツ……………………2/3枚（40g）
- ベーコン……………………1/2枚（10g）
- オリーブ油…………………小さじ1（4g）
- 水……………………………カップ1（200g）
- トマト（缶・食塩無添加）……1/4缶（100g）
- あればローリエ……………1枚
- A｛ コンソメスープの素　小さじ1/3（1g）
    ケチャップ………　小さじ1/2弱（2g）
    こしょう……………………少々

加熱機器・方法について

☞ オーブン，オーブントースター，電子レンジは食材の大きさや水分量，並べ方，またお使いの機器によって異なる場合がありますので，様子を見ながら使用して下さい。

☞ この本で使用している電子レンジは500Wを基本としています。600Wを使用される場合は0.8倍の時間をめやすにして下さい。その他のW数を使用される場合は以下の式を参考にして下さい。

W数×秒数÷使用するW数＝使用する秒数

例）500W5分のレシピで700Wを使用する場合

500W×300秒（5分）÷700W＝214秒（3分34秒）

食材費
食材費（1人分）　55円

1人分の食材費の目安をしめしています（標準的な市場価格で計算しています）

作り方

1. 〈下ごしらえをする〉　にんにくはみじん切りにする。たまねぎ・にんじん・キャベツは1cm角に切る。ベーコンは細く切る。

2. 〈炒める〉　鍋ににんにくとオリーブ油を入れて火をつけ，弱火で炒める。にんにくの香りが出たら野菜とベーコンを入れ，しんなりするまで炒める。

食材目安量と重量

この本のレシピで使用している主な食材のおよその目安量と重量を示しています。
季節や取り扱っている店舗，品物によって異なる場合があります。買い物や調理の際の目安にして下さい。

野菜・いも・きのこ

食材	目安量	重量（g）
アスパラ	1本	15～25
かいわれ大根	1パック	80
かぶ（根）	1個	大80～100 / 小20～30
かぼちゃ	1/4個	300～400
きのこ	1パック	100～200
キャベツ	1個	750～1500
キャベツ	1枚	60～80
きゅうり	1本	100～120
ごぼう	1本	150～200
小松菜	1束	200～300
こんにゃく	1丁	250
さといも	1個	大50～70 / 小20～30
じゃがいも	1個	100
春菊	1束	150

食材	目安量	重量（g）
しろな	1束	200～300
白ねぎ	1本	100（正味量60）
大根	1本	800～1200
たまねぎ	1個	150～200
セロリ	1本	100～150（正味量65～100）
ちんげん菜	1束	150～200
トマト	1個	大150～200 / ミニ8～150
なす	1本	60～100
菜の花	1束	150～200
にんじん	1本	150～250
はくさい	1株	1500～2000
はくさい	1枚	70～100
パプリカ	1個	100～150
ピーマン	1個	30～40
ブロッコリー	1株	250～350（正味量80～120）

食材	目安量	重量（g）
ほうれん草	1束	200～300
もやし	1パック	150～250
レタス	1個	400（30g量）
れんこん	1節	100～200
さつまいも	1本	200～300

果物

食材	目安量	重量（g）
オレンジ	1個	200（正味量120）
柿	1個	150～200
バナナ	1本	150～200（正味量65～100）
ぶどう	1房	200～300
みかん	1個	80～120
りんご	1個	250～350
レモン	1個	80～100
キウイフルーツ	1個	100～150

魚介・肉・卵・豆製品

食材	目安量	重量（g）
魚（切り身）	1切れ	60～100
あさり（殻つき）	1パック	200～300（正味80～120）

食材	目安量	重量（g）
厚切り肉	1枚	80～100
薄切り肉	1枚	15～20
ささみ	1本	25～60
鶏もも肉	1枚	200～300
ウインナー	1本	15～30
ハム	1枚	10～20
ベーコン	1枚	15～20
卵	1個	50～60
スライスチーズ	1枚	18
厚揚げ	1枚	大250～280 / 小120～160
油揚げ	1枚	20
高野豆腐	1枚	15～18
豆腐	1丁	300～400

食品の計量スプーン1杯の重量と含まれる塩分量

この本のレシピで使用している主な食品を計量スプーンで量ったときの重量と，含まれる塩分量を示しています。調味の際の目安にして下さい。
また，含まれる塩分量を把握し，塩分の摂りすぎに注意しましょう。

食品	小さじ1（5ml）重量（g）	塩分（g）	大さじ1（15ml）重量（g）	塩分（g）
だし汁	5	0	15	0
酢	5	0	15	0
酒	5	0	15	0
しょうゆ	6	0.9	18	2.6
うすくちしょうゆ	6	1	18	2.9
みりん	6	0	18	0
みそ	6	0.7	18	2.2
塩	6	5.9	18	17.7
砂糖	3	0	9	0
ジャム	7	0	21	0
はちみつ	7	0	21	0
コンソメスープの素	3	1.3	9	3.9
カレー粉	2	0	6	0
粒マスタード	6	0.2	18	0.7

食品	小さじ1（5ml）重量（g）	塩分（g）	大さじ1（15ml）重量（g）	塩分（g）
小麦粉	3	0	9	0
片栗粉	3	0	9	0
パン粉	1	0	3	0
ケチャップ	5	0.2	15	0.5
ウスターソース	6	0.5	18	1.5
オイスターソース	6.3	0.7	19	2.2
マヨネーズ	4	0.1	12	0.3
油	4	0	12	0
バター	4	0.1	12	0.3
ごま	3	0	9	0
牛乳	5	0	15	0
生クリーム	5	0	15	0
プレーンヨーグルト	5	0	15	0
レモン汁	5	0	15	0

食品の計量カップ1杯の重量

計量カップで量ったときの重量を示しています。

食品	カップ1（200ml）重量（g）
米（＊）	170
だし汁	200
小麦粉	110
パン粉	40
牛乳	210
生クリーム	200
コーンフレーク	20

※ 米1合は180ml，150gになります。

妊娠期

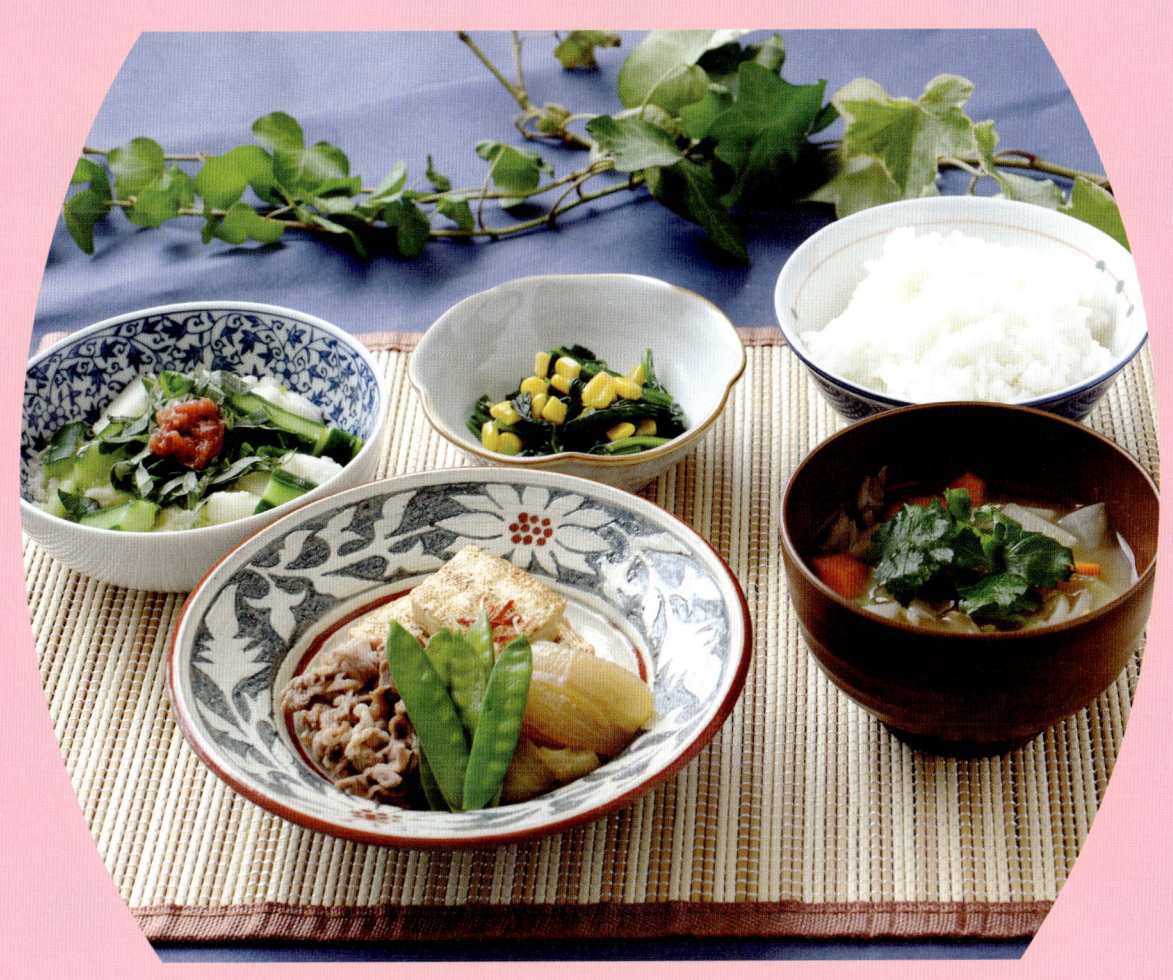

女性の体格と胎児発育

はじめに

　妊娠前の肥満ややせ，妊娠中の著しい体重の増加や体重増加不良は赤ちゃんの出生体重に影響します。一般的に，肥満は妊娠中の母体の状態を悪化させる可能性があり，やせている妊婦は順調に経過すると考えられがちです。しかし，妊娠前の体型は生まれてくる赤ちゃんの体重に大きな影響を与えます。肥満妊婦と同様にやせ型妊婦も注意しなければならないのです。

　日本では，2500gより少ない出生体重の赤ちゃん（低出生体重児）は増加傾向で，2009年には全出生児の10％にも達しました。この原因として，特に若い世代の強いやせ願望による妊娠前の低栄養状態（やせた体型）が背景にあります。一方で，肥満女性では妊娠中に妊娠糖尿病や妊娠高血圧症候群などの合併症が増加しますが（p.6 コラム「妊娠糖尿病・妊娠高血圧症候群とは？」），その影響で早産で生まれてくる赤ちゃんが増えていることも一因と考えられます。

　本稿では，妊娠前・妊娠中の栄養管理と適切な体重管理について説明します。

妊娠前の体重管理について

　自分の体型はやせ型・普通・肥満のどれに当てはまるでしょうか。それを知るには，まずBMI（Body Mass Index）を算出します。BMIは『BMI＝体重（kg）÷身長（m）の二乗』で求めることができます（例① 150cm，50kgの人であれば，BMI=50÷（1.5×1.5）=22.2となります）。

BMIでみる体格区分は下の表のようになります。

BMIで見る体格区分

体格区分	BMI
やせ型	18.5 未満
普通	18.5 以上 25 未満
肥満	25 以上

★ やせ型の女性の場合

　前述したように，最近若い女性のやせ願望によりやせ型女性が増えています。しかし，極端にやせていると骨密度が低下したり，生理が止まってしまうことがあります．月経の回復のためには，食習慣を正しくし，体重を元の体重または標準体重（BMI指数が22になる体重）の90％まで回復させなければなりません．

　また一方で，20～30歳代女性で，一見やせてBMIは低いのに体脂肪率は高いという"隠れ肥満"も増えています。ファーストフード摂取の増加や遅い就寝，長い睡眠時間といった不規則な生活習慣，運動不足が，隠れ肥満の背景にあることがいくつかの研究からわかっています。

　やせ型女性は，本人も周囲も健康に対する危機感を持ちにくいのですが，思春期に適切な栄養を摂取し，規則的な生活をすることが，その後の健康や性機能に大きな影響を与え，さらに次世代の健康へ影響を及ぼすのです。

★ 肥満型の女性の場合

　20～30歳代の女性でやせ型が増加している一方で，食生活の欧米化により，40歳代においては肥満の女性が増加しています。肥満になると生活習慣病（糖尿病，高血圧，痛風，動脈硬化など）を発症する危険が高まります。また，妊娠前の肥満は，児の出生体重に影響するとも報告されています。

　若い女性の肥満は，病的な肥満は比較的少ないと考えられますが，重度の肥満女性では高血圧や糖尿病などの病気を併発していることがあります。このような病気を発症している場合はもちろん，たとえ病気が発見されなくても，将来の生活習慣病発症予防のために標準体重を目標とし，偏らない適切な栄養を摂って体重をコントロールすることが大切です。

妊娠中の体重管理について

　赤ちゃんは，40週の間に約3000gの大きさまでに成長します。また，赤ちゃんだけでなく胎盤や羊水，さらには母体の血液量も増加するため，妊娠中に母体の体重が増えることはごく自然のことです。

　しかし，妊娠中の適切な体重管理について正しい知識を持っていなければ，「妊娠中も意のまま食べてしまう」妊婦や，やせ指向による「妊娠中も太りたくない」妊婦になってしまいます。妊娠中の体重増加が多いほど，巨大児や帝王切開の頻度，妊娠高血圧症候群の頻度が高くなります。また一方で，妊婦の体重減少や，極端なカロリー制限による妊婦の低栄養状態は，赤ちゃんの発育障害や将来の生活習慣病の発症頻度と関連があることが指摘されてい

ます（p.8 コラム「DOHaD：developmental origins of health and disease」）。妊娠中の体重増加量は，妊婦の栄養指導の評価項目の一つとして重要ですが，個々の妊婦の体格や背景に応じて柔軟な体重管理を行うことが大切ですので，医師からアドバイスされたことを守るようにしましょう。

　厚生労働省の発表した「健やか親子 21」（2006）では，妊娠 37〜41 週での赤ちゃんの出生体重が 2500〜4000g を目標として，BMI 18.5〜25 の妊婦に 7〜12kg，BMI ＜ 18.5 のやせ妊婦には 9〜12kg の体重増加が推奨されています（下表）。

妊娠中の体重増加量の推奨値（健やか親子 21 より）

BMI	体重増加
＜ 18.5	9〜12 kg
18.5〜25	7〜12 kg
25 ≦	個別対応

★やせ型妊婦編

　妊娠前の体格が「やせ型」または「普通」である女性は，妊娠中の体重増加が 7kg 未満である場合，低出生体重児を出産する危険性が高くなります。太りたくないと思って食事制限をする妊婦がいますが，過度のダイエットは避けるようにしましょう。

★肥満妊婦編

　肥満は妊娠においてリスク因子であることには間違いありません。

　非妊時の BMI が高いほど妊娠後期に赤ちゃんが子宮内で死亡する頻度が高く，また早産の頻度も高くなると報告されています。また，肥満妊婦は妊娠糖尿病，妊娠高血圧症候群，血栓症などの合併症の頻度が増えることがわかっています。また，お産のときにも遷延分娩になったり（分娩時間が長くなること），弛緩出血が起こったり（分娩後の子宮収縮が弱くだらだらと出血が続く状態），肩甲難産が起こったり（分娩時に赤ちゃんの頭が出たあと肩甲がなかなか出ない状態），さまざまな合併症を引き起こします。例えば母体が妊娠糖尿病と診断された場合，血糖値が高すぎる状態が続けば巨大児となり，分娩時の肩甲難産や分娩時外傷（児の骨折や神経麻痺など）の合併症が高くなります。また，妊娠高血圧症候群と診断された場合は，低出生体重児や早産の頻度が増え，さらに常位胎盤早期剥離（胎盤が赤ちゃんの出生よりも前に子宮壁からはがれてしまう状態）の発症頻度も高くなるため母児ともに命の危険にさらされることがあります。また，血圧が高すぎる場合は母体が脳出血などを起こすリスクもあります。

妊娠中・分娩時のみならず、肥満妊婦は生活習慣病を発症するリスクが高くなります。"妊娠"は今までの食生活や習慣を見直し、栄養に関する教育が受けられるいい機会ともいえますが、できれば妊娠する前に肥満のリスクを認識しある程度体重を減らしてから妊娠にのぞむべきです。肥満状態で妊娠したときには、どの程度の体重で管理するべきか個別の対応が必要になります。

★低出生体重児って？

低出生体重児とは、生まれた時の体重が2500gより小さい赤ちゃんのことを言います。子宮内で赤ちゃんが小さいこと、つまり本来胎児が発育すべき大きさに発育していない状態のことを子宮内胎児発育不全と言い、超音波検査で予測することができます。ではなぜ赤ちゃんが小さめであると問題になるのでしょうか。

それは、周産期医療がめざましく進歩した現在でも、発育不全児の周産期死亡率や疾病罹患率は依然として高い状態のままだからです。さらに、長期にわたる追跡調査で、胎児発育不全児は成人期における生活習慣病の頻度が高くなる可能性があることもわかっています。

子宮内発育不全の原因や危険因子にはさまざまなものがあります。その中には母体側の因子もあり、妊娠中に気をつけていれば予防できるものもあります（表）。

赤ちゃんが小さくなる母体の原因

内科合併症	高血圧，腎臓病，糖尿病，膠原病など
生活習慣	喫煙，アルコールなど
体　格	妊娠前のやせ型体型，妊娠中の体重増加不良など

最後に

胎児の推定体重や元気さの評価は産科医が行います。

これから母親になるあなたは、妊娠前・妊娠中から母親になるという自覚を持ち、赤ちゃんが健康に生まれ健康に育っていくように栄養バランスのとれた食事と適切な体重管理を心がけていきましょう。

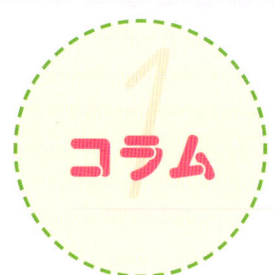

妊娠糖尿病・妊娠高血圧症候群とは？

　妊娠前は「特に異常がなく健康！」と思っていた女性であっても，妊娠中に突然血糖や血圧が上昇したり，尿糖・尿蛋白陽性となり，妊娠糖尿病や妊娠高血圧症候群と診断されることがあります。妊娠して初めて発症する場合が多いですが，妊娠前から少し異常があったのに，検査を受けたことがなくて気づかなかった，という場合もあります。

妊娠糖尿病とは…？

　妊娠をきっかけに母体が高血糖（血液中のブドウ糖が多い状態）になることです。妊娠糖尿病になるとたくさんのブドウ糖が胎盤を通って赤ちゃんに送られ，巨大児や早産・難産になったり，出生後の赤ちゃんに低血糖・黄疸などが起こりやすくなります。また，母体が妊娠高血圧症候群や羊水過多症になったり，帝王切開率が増えることもあります。初期や中期の妊婦健診で血糖が高かったり，尿糖陽性が続く時は，妊娠糖尿病かどうかの検査をします。

　妊娠糖尿病と診断されたら，お母さんや赤ちゃんの合併症を予防するために，血糖が正常内になるよう，食事（適正なエネルギー，バランスの良い内容，1回量を減らして回数を増やす分割食を取りいれる等）・運動（産科の先生に確認し，運動可能なら体操やウォーキング等）を行い，それでも血糖が高い状態が続けば，お薬（インスリンという注射）が必要になります。

妊娠糖尿病になりやすいのは，

　　☐ 妊娠前から肥満
　　☐ 家族（血縁者）に糖尿病の人がいる
　　☐ 35歳以上
　　☐ 巨大児を出産した経験がある
　　☐ 以前，妊娠糖尿病だった

などですので，上記にあてはまる人は，妊娠糖尿病にならないように，体重管理をする，暴飲暴食をしない，運動をとりいれる，など普段の生活から気をつけておきましょう。

　また，妊娠糖尿病だった人はこの段階で完全に糖尿病になってしまったわけではあ

りませんが，将来糖尿病になる確率が高く，妊娠中正常血糖だった女性の7.4倍糖尿病になりやすい，という報告や，5年で20％，10年で30％糖尿病になっていた，という報告もあります。糖尿病にならないように，出産後も定期的に血糖チェックを受けたり，食事や適正体重の維持などの健康管理が大切です。

妊娠高血圧症候群とは…？

　妊娠20週〜出産後12週の間に血圧が上昇（140/90≦軽症＜160/110，重症≧160/110），あるいは高血圧に蛋白尿を伴う場合のことをいいます。妊娠前からの高血圧・蛋白尿が悪化したり，妊娠20週までにこれらの症状が出現することもあります。

　妊娠高血圧症候群になると，おなかの赤ちゃんの発育不全や早産の危険が高まります。なかには，母体が痙攣を起こしたり，肝機能異常になることや，お母さんや赤ちゃんの命にかかわることもあります。妊娠高血圧症候群になったら，悪化しないように，安静や適正なエネルギーと塩分摂取（7〜8g/日）が勧められます。

　妊娠高血圧症候群の原因は様々で未だ良くわからない部分も多く，症状や程度も個人差がありますが，

妊娠高血圧症候群になりやすいのは，
　□ 妊娠前から肥満
　□ 35歳以上
　□ 高血糖
　□ 初産
　□ 妊娠前から高血圧がある
　□ 以前，妊娠高血圧症候群だった
　□ 多胎妊娠（双子・三つ子など）

などですので，上記にあてはまる人は，妊娠高血圧症候群にならないように，体重管理をする，普段から薄味にする・暴飲暴食をしないなど食事に気をつける，家庭で血圧を測定しておく，等をお勧めします。

　ほとんどは出産後12週までに症状は回復しますが，なかにはそのまま高血圧状態が続いたり，産後一旦は血圧が正常内に戻っても，数年後に高血圧になる場合もあります。妊娠中に正常血圧であった人が高血圧になるのは35人に一人だったのが，妊娠中に妊娠高血圧症候群といわれた人では5〜6人に一人だったという報告もありますので，産後も血圧に注意する必要があります。

　妊娠糖尿病・妊娠高血圧症候群ともに妊娠前からの肥満があるとなりやすいので，普段の食生活を見直し，体重管理をすることはとても大切です。とはいっても，極端に食事量（特に糖質など）を制限すると赤ちゃんの成長をおさえてしまう恐れがありますので，この本も参考にして適正な量・内容を摂るようにしてください。

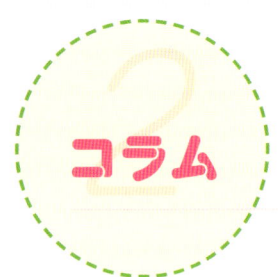

コラム 2

DOHaD
(developmental origins of health and disease)

　妊婦さんは太ってはいけない，赤ちゃんは小さく生んで大きく育てるのがいい。そんな風に信じていませんか？長年信じられてきたその考えが，実は間違いであることがわかってきました。

　妊娠中の極端なダイエットなどの影響で，栄養不足のために低出生体重児として生まれてきた赤ちゃんは，将来的に肥満や高血圧，糖尿病などの生活習慣病のリスクが高いことが判明したのです。お母さんのおなかの中で栄養不足に晒された赤ちゃんは，少ないエネルギーでも成長できるように節約体質に自分を変化させて生まれてきます。現代日本のような食糧が豊富な環境は，節約体質の赤ちゃんにとっては過剰な栄養状態となり，肥満をはじめとする生活習慣病になりやすいと考えられています。

　有名な話として，第二次世界大戦末期にオランダの一部が地域では食糧の移送が途絶し，住人たちは激しい飢餓に晒されました。妊娠中にその飢餓を経験したお母さんから生まれた赤ちゃんたちは，大人になって様々な生活習慣病を発症したのです。

　つまり，赤ちゃんの将来の病気の素因は，お母さんのおなかの中にいるときの環境によって作られる—この考え方を，DOHaD (developmental origins of health and disease) といいます。赤ちゃんの遺伝子配列そのものは受精のときに決まっていますが，その遺伝子がどのように働くかの調節はお母さんのおなかの中での環境によって変化します。この遺伝子の調節のことをエピジェネティクスといい，DOHaD の重要なメカニズムとして注目されています。

　現在の日本では，赤ちゃんの出生体重の低下が続いています。平均出生体重はこの 35 年で約 200g 減少し，2,500g 未満の低出生体重児は全体の 1 割近くに増加しました。先進国のなかで，赤ちゃんの体重が減っているのは日本だけです。出産適齢期の若い女性のやせ願望が強く，やせた状態（低栄養）で妊娠する方が増えていること，妊娠中の体重増加が少ないこと，喫煙する女性が増えたこと，などが関連しているのではないかと考えられています。将来，日本人の生活習慣病が増加していくことが危惧されています。

　「小さく生んで大きく育てる」時代は終わりました。見た目の美容のことを考えて妊娠中にダイエットをするのは，赤ちゃんのためにやめてあげてください。妊娠中のお母さんの食事，栄養状態は，赤ちゃんの一生の健康にとって想像以上に重要なのです。

低出生体重児のリスク

　低出生体重児とは出生体重が 2,500g 未満の新生児のことをいいます。
（一般的に予定日で生まれる赤ちゃんの平均的な体重は 3,000g くらいです。）
　同じ体重の低出生体重児でもそのリスクを考える時には，出生した週数と合わせて評価することが必要です。出生週数相当の体重も身長も 10〜90 パーセンタイルの赤ちゃんは appropriate for date（AFD）といわれ，体重が 10 パーセンタイル未満で身長は 10 パーセンタイル以上の赤ちゃんは light for date，また出生時の体重も身長も 10 パーセンタイル未満の赤ちゃんは small for date（SFD）あるいは small for gestational age（SGA）と呼ばれます。パーセンタイルとは小さいほうから数えて何％のところにあるかを示す数字で，10 パーセンタイルとは小さいほうから数えて 10％目，100 人いれば小さいほうから 10 番目を意味します。
　赤ちゃんの胎内での発育は，染色体や遺伝子の影響，お母さんからの胎盤を介しての栄養素の移行，お母さんの喫煙，胎内でのホルモンの状態などさまざまな要素が関わっています。それらの状況は妊娠週数によっても違いのあるものもあります。
　低出生体重児のリスクは，特に light for date あるいは SFD（SGA）の赤ちゃんにおいては，出生時の仮死や新生児期にいろいろな病気に罹患する率が高いといわれています。グリコーゲンと脂肪の体内の蓄積が少ないため低血糖になりやすく，低体温，呼吸障害，多血症，けいれん，感染症などもおこりやすいといわれています。早産で産まれた赤ちゃんは，死亡率を含めてこれらのリスクがより高くなります。また新生児期を過ぎても，精神運動発達のおくれや神経学的な発達（脳性まひなど）においても AGA の新生児に比べそれらのリスクが高いといわれています。もっと長期的には，低出生体重児の赤ちゃんは大人になってから，いわゆる生活習慣病を発症しやすいといわれています。インスリン（血糖を下げるホルモン）に対する抵抗性が高いことも多く，2 型糖尿病や高血圧，脂質異常症などに罹患する確率が高くなるという報告もあります（p.8 コラム「DOHaD」）。低出生体重児のリスクは母親の観点からみても妊娠中または妊娠前からの適正な食事量と栄養が必要であると考えられるようになってきています。

妊娠期の栄養と食事

　妊娠期は，母体の内分泌代謝系に大きな変動があり，胎児にとっては，その形成過程に必要な物質の多くを母体から取り受け，発達する大切な時期です。十分な栄養素が供給されているか，摂取過剰なものはないかが重要となります。

　「日本人の食事摂取基準」では，妊娠中に適切な栄養状態を維持し正常な分娩をするために，妊娠前と比べて余分に摂取すべきと考えられるエネルギー量・栄養素量を妊娠期別に付加量として設定されています（表1）。

　この基準にそって，妊娠期に望ましい食生活を実現するために，大切なポイントは以下のようになります。

「主食」を中心に，エネルギーを必要量きちんと摂るようにしましょう

　妊娠期には母体のエネルギー消費量に加えて，胎児の発育のためのエネルギー量を確保する必要があります。炭水化物の供給源となる主食を毎食摂取します。ご飯にはたんぱく質が含まれる上，脂質は少なく，さまざまな料理とも調和するという利点を持つので，毎日，適量の摂取を心がけましょう。

からだつくりの基礎となる「主菜」は適量を摂りましょう

　たんぱく質は，体の骨格，筋肉，皮膚などを構成するとともに，代謝調節などのさまざまな機能を果たします。妊娠期には，胎児の発育に必要とされる体たんぱく質の蓄積量を確保するために，良質のたんぱく質の供給源となる，肉，魚，卵，大豆などを主材料とする「主菜」を毎食食べるようにしましょう。

表1 エネルギー・栄養素の食事摂取基準（2015年版）

		18～29歳 女性	30～49歳 女性	妊娠初期付加量 14週未満	妊娠中期付加量 14週～28週未満	妊娠後期付加量 28週～
エネルギー	(kcal)	身体活動レベル*1		+50	+250	+450
		Ⅰ 1,650	Ⅰ 1,750			
		Ⅱ 1,950	Ⅱ 2,000			
		Ⅲ 2,200	Ⅲ 2,300			
たんぱく質	(g)	50		+0	+10	+25
脂質エネルギー比率	(%)	20～30		−	−	−
飽和脂肪酸エネルギー比率	(%)	7以下		−	−	−
n-6系脂肪酸	(g)	8		+1		
n-3系脂肪酸	(g)	1.6		+0.2		
炭水化物エネルギー比率	(%)	50～65		−	−	−
食物繊維	(g)	18以上		−	−	−
ビタミンA	(μgRAE*2)	650	700	+0	+0	+80
ビタミンD	(μg)	5.5		+1.5		
ビタミンE	(mg*3)	6.0		+0.5		
ビタミンK	(μg)	150		+0		
ビタミンB1	(mg)	1.1		+0.2		
ビタミンB2	(mg)	1.2		+0.3		
ナイアシン	(mgNE*4)	11	12	−		
ビタミンB6	(mg)	1.2		+0.2		
ビタミンB12	(μg)	2.4		+0.4		
葉酸	(μg)	240		+240		
パントテン酸	(mg)	4		+1		
ビオチン	(μg)	50		+0		
ビタミンC	(mg)	100		+10		
ナトリウム	(mg)	食塩相当量（7.0g未満）		−		
カリウム	(mg)	2000		+0		
カルシウム	(mg)	650		−		
マグネシウム	(mg)	270	290	+40		
リン	(mg)	800		+0		
鉄	(mg)	6.0	6.5	+2.5	+15.0	
亜鉛	(mg)	8		+2		
銅	(mg)	0.8		+0.1		
マンガン	(mg)	3.5		+0		
ヨウ素	(μg)	130		+110		
セレン	(μg)	25		+5		
クロム	(μg)	10		+0		
モリブデン	(μg)	20	25	−		

*1 身体活動レベル：Ⅰ（低い），Ⅱ（ふつう），Ⅲ（高い）　*2 RAE：レチノール活性当量　*3 α-トコフェロール当量
*4 NE：ナイアシン当量

（日本人の食事摂取基準（2015年版））

妊娠期に多い鉄欠乏性貧血予防のために

　体内の鉄の約70％が赤血球中のヘモグロビンとして血液中に存在し、肺からの酸素の運搬に重要な役割を担っています。鉄が不足するとヘモグロビンの生成が妨げられ、鉄欠乏性貧血となります。主に動物性食品に多く含まれるヘム鉄の吸収率は20～30％で、植物性食品に多く含まれる非ヘム鉄と比べて高いため、赤身の肉や魚など鉄を含む動物性食品を上手に取り入れるようにしましょう。また、日本人の食事から摂取する鉄の約85％以上が吸収率の少ない非ヘム鉄であり、非ヘム鉄の吸収率はたんぱく質やビタミンCの摂取量が増加すると高まることから、特定の食品に偏らず、食品の組み合わせにも配慮し、多様な食材を主菜や副菜として利用しましょう（表2）。

表2　鉄を多く含む食品

分類	食品名	1食あたりの常用量目安量（可食量 g）	常用量当たりの含有量（mg）
穀類・芋類	そば（ゆで）	1人前（200g）	1.6
	スパゲティー（乾燥）	1人前（100g）	1.4
	ベーグル	1個（90g）	1.2
	さつまいも	中1/2本（100g）	0.6
卵類	全卵	中1個（60g）	1.1
肉類	鶏レバー	2～3切れ（50g）	4.5
	牛レバー	2～3切れ（50g）	2.0
	牛もも（赤肉）	薄切り2～3枚程度（50g）	1.4
	牛もも（脂身つき）	薄切り2～3枚程度（50g）	0.7
魚介類	あさり水煮缶	1/2缶（40g）	11.9
	いわし（まいわし）	中3尾（120g）	2.5
	しじみ	殻つき1/3カップ（20g）	1.7
	あさり	殻つき10個（40g）	1.5
	まぐろ（きはだ）	刺身5切れ（75g）	1.5
	かつお	刺身4切れ（80g）	1.5
	さんま	中1尾（110g）	1.4
	さば	1切れ（80g）	1.0
	まぐろ（ほんまぐろ）	刺身5切れ（75g）	0.8
豆類・大豆製品	調整豆乳	コップ1杯（200g）	2.4
	納豆	1パック（40g）	1.3
	絹ごし豆腐	1/3丁（100g）	0.8
	おから	小ばち1杯分（50g）	0.7
	えだまめ	ひとつかみ（25g）	0.7
	木綿豆腐	1/6丁（50g）	0.5
野菜類・海藻類	小松菜	1/3束（70g）	2.0
	菜の花	1/3束（50g）	1.5
	ほうれん草	1/3束（70g）	1.4
	ひじき（乾）	大さじ1杯（5g）	0.3
種実類	ごま（いり）	大さじ1杯（9g）	0.9

（文部科学省：日本食品標準成分表 2015年版（七訂））

n-3系脂肪酸の摂取のために

　妊娠中は，胎児の神経系の器官形成のために必須脂肪酸のひとつであるn-3系脂肪酸（EPA：エイコサペンタエン酸やDHA：ドコサヘキサエン酸など）のより多い摂取が必要と報告されています。いわし，さんま，さば，ぶりなどのn-3系脂肪酸を多く含む青身魚を積極的に取り入れるようにしましょう。

妊娠初期にはビタミンAの過剰摂取を避けましょう

　ビタミンAは上皮細胞，器官の成長や分化に関与するために，妊婦にとって重要なビタミンです。しかし，ビタミンAは過剰摂取により先天奇形が増加することが報告されているため，上限量は3000μgRE/日とされています。そこで，妊娠3ヵ月以内は，レバーなどのビタミンA含有量の多い食品，ビタミンAを含む栄養機能食品やサプリメントなどの継続的な大量摂取を避けることが大切です。ただし，植物由来のβカロテン（ビタミンAの一種）の過剰摂取による障害の報告はなく，カロテンを多く含有する緑黄色野菜は，妊娠期間中を通して十分に摂取しましょう。

不足しがちなビタミン・ミネラルを「副菜」で十分に摂りましょう

　野菜には，ビタミン，ミネラル，食物繊維など，健康の維持・増進に必要な栄養成分が多く含まれています。妊娠期では母体の健康及び胎児の発育を確保するため，十分な各種ビタミンやミネラルなどが必要です。野菜，きのこ，芋，海藻を主材料とする「副菜」を毎食2～3品取り揃えて食べるようにしましょう。

緑黄色野菜を積極的に摂取しましょう

　野菜の中でも，ほうれん草，かぼちゃ，ブロッコリーなどの緑黄色野菜は，カロテン，葉酸，カルシウム，鉄などの供給源となるため，積極的に摂取しましょう。

葉酸の摂取につとめましょう

　葉酸は，水溶性ビタミンで，造血に作用し，不足すると貧血が生じることがあります。また，葉酸の摂取が胎児の神経管閉鎖障害の一定の発症リスクを低減すると考えられることから，妊娠1ヵ月以上前から妊娠3ヵ月までの間，葉酸をはじめその他のビタミンなどを多く含む栄養のバランスのとれた食事が必要です。葉酸は，緑黄色野菜をはじめ，豆類，果物などに多く含まれます。調理による損失や体内の蓄積性が低いことを考えて，毎日摂取することが大切です（表3）。

果物も毎日適量を摂取しましょう

　果物はビタミンCやカリウム，食物繊維などの供給源であり，毎日適量を摂取することがすすめられます。

牛乳・乳製品などの多様な食品を組み合わせて，カルシウムを十分に

　妊娠期には，カルシウムの吸収率が上昇することから，妊娠によるカルシウムの付加量は必要ないとされていますが，もともと日本人の平均的なカルシウム摂取量は少なく，妊娠期に関わらず，日頃からカルシウムの摂取に努める必要があります。

　カルシウムは「牛乳・乳製品」「大豆・大豆製品」「緑黄色野菜」「小魚類」「海藻・乾物」などに多く含まれます。その中でも，牛乳・乳製品は，良質のたんぱく質とエネルギーの補給にも効果的です。また，牛乳・乳製品以外にも，カルシウムを多く含む食品を上手に組み合わせて，必要とされる量のカルシウムが摂取できるような食習慣を身につけましょう（表4）。

　以上のポイントを踏まえて，毎食，主食，主菜，副菜を取り揃えるようにすると，食事の栄養バランスは整えやすくなります。

　また，妊娠期の体重は，至適体重増加量（表5）を参考に，非妊時の体格区分に応じた変化になるよう食事の過不足に気をつけて食生活をおくりましょう。

表3　葉酸を多く含む食品

分類	食品名	1食あたりの常用量目安量（可食量g）	常用量当たりの含有量（μg）
穀類・芋類	さつまいも	中1/2本 (100g)	49
	ベーグル	1個 (90g)	42
	ロールパン	2個 (60g)	23
	食パン	6枚切り1枚 (60g)	19
卵類	全卵	中1個 (60g)	26
肉類	鶏レバー	2〜3切れ (50g)	650
	牛レバー	2〜3切れ (50g)	500
魚介類	ほたて貝	2個 (60g)	52
	かずのこ	中1本 (40g)	48
	さけ	中1切れ (80g)	16
豆類・大豆製品	そらまめ	10粒 (40g)	104
	えだまめ	ひとつかみ (25g)	80
	調整豆乳	コップ1杯 (200g)	62
	納豆	1パック (40g)	48
野菜類・海草類	とうもろこし	大1本 (200g)	190
	菜の花	1/3束 (50g)	170
	ほうれん草	1/3束 (70g)	147
	春菊	1/2束 (70g)	133
	アスパラ	大3本 (70g)	133
	モロヘイヤ	1/2袋 (50g)	125
	ブロッコリー	中1/3株 (50g)	105
	キャベツ	大2枚 (120g)	94
	みずな	1/3束 (70g)	84
	小松菜	1/3束 (70g)	77
	日本かぼちゃ	4cm角切り3個 (90g)	72
	焼き海苔	1枚 (3g)	57
	はくさい	1枚 (80g)	49
果実類	いちご	大4個 (100g)	90
	マンゴー	1/3個 (100g)	84
	オレンジ	1個 (120g)	38
	メロン	1/6個 (100g)	32
	キウイフルーツ	1個 (85g)	31

（文部科学省：日本食品標準成分表2015年版（七訂））

表4　カルシウムを多く含む食品

分類	食品名	1食あたりの常用量目安量（可食量g）	常用量当たりの含有量（mg）
穀類・芋類	そば（乾めん） さつまいも こんにゃく	1束（100g） 中1/2本（100g） 1/5丁（50g）	24 36 22
魚介類	桜えび（素干し） あさり水煮缶 めざし あじ しらすぼし	大さじ1杯（5g） 1/2缶（50g） 中2尾（30g） 中1尾（70g） 大さじ1杯（5g）	100 55 54 46 26
豆類・大豆製品	絹ごし豆腐 木綿豆腐 おから 納豆 えだまめ	1/3丁（100g） 1/6丁（50g） 小ばち1杯分（50g） 1パック（40g） ひとつかみ（25g）	57 43 41 36 15
牛乳・乳製品	牛乳 スライスチーズ ヨーグルト	コップ1杯（200g） 1枚（18g） 1個（100g）	220 113 120
野菜類・海藻類	みずな モロヘイヤ 小松菜 春菊 菜の花 キャベツ ひじき（乾） オクラ ほうれん草 カットわかめ	1/3束（70g） 1/2束（50g） 1/3束（70g） 1/2束（70g） 1/3束（50g） 大2枚（120g） 大さじ1杯（5g） 1/2パック（50g） 1/3束（70g） 汁物1杯分（2g）	147 130 119 84 80 52 50 46 34 16
果実類	キウイフルーツ	1個（85g）	28
種実類	ごま（いり） アーモンド	大さじ1杯（9g） 6粒（10g）	109 25

（文部科学省：日本食品標準成分表2015年版（七訂））

表5　体格区分別　妊娠中の推奨体重増加量

非妊時の体格区分		妊娠全期間を通しての推奨体重増加量	妊娠中期から後期の1週間あたりの推奨体重増加量
低体重（やせ）	BMI18.5未満	9～12kg	0.3～0.5kg/週
ふつう	BMI18.5以上25.0未満	7～12kg[*1]	0.3～0.5kg/週
肥満	BMI25.0以上	個別対応[*2]	個別対応

[*1] 体格区分が「ふつう」の場合、BMIが「低体重（やせ）」に近い場合には推奨体重増加量の上限側に近い範囲を、「肥満」に近い場合には推奨体重増加量の下限側に近い範囲を推奨することが望ましい。

[*2] BMIが25.0をやや超える程度の場合は、およそ5kgを目安とし、著しく超える場合には、他のリスクを考慮しながら、臨床的な状況を踏まえ、個別に対応していく。

（厚生労働省：妊産婦のための食生活指針　平成18年）

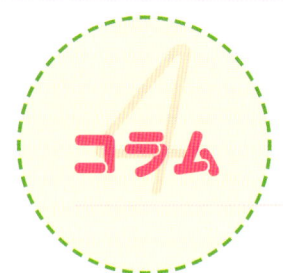

葉酸とサプリメント

　葉酸の補充摂取による先天奇形の発生予防効果は医学史における一大発見です。水溶性ビタミンに分類される葉酸はDNA合成やアミノ酸代謝に関わります。葉酸が欠乏すると多量のDNAを必要とする細胞分裂の盛んな造血器官等の機能に深刻な影響を与えて悪性貧血となることは古くから知られていましたが，受精後4週（妊娠約6週）までに完了する神経管閉鎖が障害されておこる二分脊椎や無脳症などの神経系奇形との関連が1965年に報告され，1991年には7ヶ国の国際共同研究で約70%の予防効果が報告されました。妊娠判明後の補充では遅すぎることから，小麦粉に1〜5ppm（100gあたり1〜5μg）の葉酸を添加する事業が世界53ヵ国（2010年時点）で計画あるいは実施されています。また，葉酸は心奇形，口唇裂，尿路奇形にも予防効果があるとする報告もあります。

　このように葉酸補充による先天奇形予防への取組は世界的に行われているのですが，なぜ効果があるかはよくわかっていません。

　わが国では，成人男女における葉酸の推定平均必要量が200μg，推奨量は240μg，妊娠期および授乳期にはさらに推定平均必要量として+200μgおよび+80μgを，推奨量として+240μgおよび+100μgを付加することとなっています。そして，厚生労働省は2000年に，妊娠を計画している女性に対し，1日当たり0.4mg（400μg）以上の摂取を推奨するという通知（児母第72号；健医地生発第78号，平成12年12月28日）を出しています。

　葉酸補充の副作用についてはいくつか報告されていますが結論に至っていません。サプリメントとしての葉酸については今後もさまざまな議論が出てくると思われます。一方，葉酸以外のマルチビタミンには奇形予防効果がないとされています。

　その他，日本人が必要な摂取量に満たないのが鉄とカルシウムで，これらは妊娠において必要量が増加しますので，サプリメントとして妊婦が服用することに一定の意義があると思われます。

妊娠中にとりたい1日の食材の目安量（例）

20～40代の女性（普通の生活活動をしている方）

主な働きと栄養素	食品分類	妊娠期 初期（～13週） 2,050kcal たんぱく質75g、脂質55g	妊娠期 中期（14～27週） 2,300kcal たんぱく質85g、脂質65g	妊娠期 後期（28週～） 2,500kcal たんぱく質95g、脂質70g
血や肉のもとになるもの（たんぱく質）	肉類	うすぎり肉 2枚 40g		うすぎり肉 3枚 60g
	魚介類	魚1切れ 青魚60g～白身魚120g		魚1.5切れ 青魚80g～白身魚160g
	卵類	卵1個（50g）		
	牛乳および乳製品	牛乳コップ1杯(180cc)	ヨーグルト1個(120g)	
	大豆および大豆製品	とうふ1/3丁(100g)	とうふ1/2丁(150g)	
力や体温のもとになるもの（炭水化物）	こく類 ※ごはん1杯150g または ・食パン4枚切り1枚 ・めん類1玉 ・パスタ(乾)60g ・そうめん(乾)60g	ごはん 3杯+1/3杯	ごはん 3杯+1/2杯	ごはん 4杯+2/3杯
	いも類	じゃがいも中1個(110g) または さつまいも1/5本(60g) または ながいも10cm(100g)など		
	砂糖調味料類	砂糖・ジャム・ケチャップ みりんなど大さじ2杯	砂糖・ジャム・ケチャップ みりんなど大さじ3杯	
脂質	油脂類	油・バター・マーガリン・マヨネーズなど大さじ1.5杯(20g)	油・バター・マーガリン・マヨネーズなど大さじ2杯(25g)	
からだの調子をよくするもの（ビタミン・ミネラル）	緑黄色野菜	ほうれん草・人参・ピーマン・ブロッコリー・トマト・さやいんげん・春菊・にら・アスパラガス・かぼちゃなど(180g)		
	淡色野菜	カリフラワー・キャベツ・きゅうり・ごぼう・セロリー・だいこん・たけのこ・なす・はくさい・もやし・玉葱・レタス・など(180g)		
	果物	バナナ1本100g、またはりんご半個150g、またはみかん大2個200g、またはかき1個150g、またはなし半個200g		
	きのこ海藻類	しいたけ・えのきだけ・ひじき・わかめなど エネルギーがほとんどなく、繊維が豊富で満腹感が得られます。毎日たっぷりたべましょう。		
	間食	妊娠期は、非妊時よりも多くエネルギーをとることが必要です。間食では、栄養価の高い物（シリアル、いも、ヨーグルトなど）を100～150kcalとじょうずに組み合わせて食べましょう。		

17

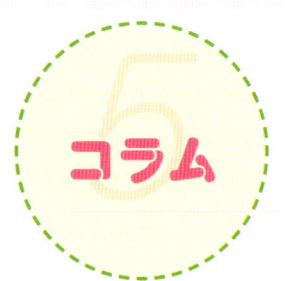

母親の食と トランス脂肪酸

　総合周産期センターで新生児科医として勤めて35年になります。勤めて15年くらいまでは，在胎期間に比べて小さい胎内発育遅延児（IUGR）は，生まれてくる母親の像を描くことができました。妊娠高血圧症候群（妊娠中毒症）か膠原病，あるいは母親自身が胎内発育遅延で生まれてきていた場合です。しかし2000年あたりから，全く普通のお母さんから重症のIUGRでしかも1000g未満と非常に小さく生まれるお子さんが増えています。胎内で発育が停止してしまい，赤ちゃんがしんどくなって帝王切開で生まれてくるのです。妊娠高血圧症候群のお母さんから生まれたIUGRの赤ちゃんの身長は，だいたい2歳までに追いつくのですが，胎内で発育が停止して生まれた赤ちゃんは，大きくなれずに成長ホルモンを使うことが多いです。また子どもたちの発達も遅れ気味で，中には発達障害と呼ばれるお子さんもいることが判りました。その小さく生まれる原因をさがしていると，お母さんの普段の食事に偏りがあるケースが見られることが判ってきました。近年，世界でその異常性が指摘されながら，日本では問題視されなかった（しかし一部では20年以上前から危ないと指摘されていた）トランス脂肪酸をたくさん摂取していたことが一因ではないかと疑われるようになっているのです。これは，マーガリンや古い油でハンバーグなどを作るときにできるゴミの脂肪酸であり，一度食べてしまうと身体から外に出にくい物です。摂取する油全体に比べると量は少ないものですが，沢山に長期間食べると，特に女性の場合には，妊娠した時の胎児の身体（特に油の多い脳）にゴミとして混ざり，良くないことが起こる可能性があります。赤ちゃんが小さく生まれないようにそして脳にゴミの油が行かないように，トランス脂肪酸を含まない和食（特に魚油はn-3系脂肪酸の良い油を含んでいます）を皆さんにはできる限りお勧めする次第です。最後にもう一つ，トランス脂肪酸を含む食物を普段から多く食べている女性は，排卵障害性の不妊症になることがあると報告されていますのでこれにも注意が必要です。

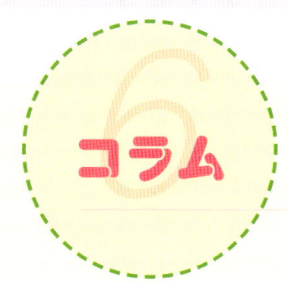

妊娠中・授乳中の食事と児のアレルギー

　両親や兄弟にアレルギー疾患があると、生まれてくる子どもがアレルギーにならないようにしたいと思う人は多いのではないでしょうか？

　「妊娠中や授乳中の母親はアレルギーの原因となりやすい食品（卵や牛乳など）を制限したほうがいいのでしょうか？」と聞かれる事がよくあります。

　以前は母乳や胎盤を介して、アレルギーの原因となる食品の刺激をうけてアレルギー体質となる事が心配されていました。そのため妊娠期・授乳期の母親はそれら食品を制限し、乳幼児に対しては摂取をできるだけ遅らせるべきと指導される事もありました。しかし最近では妊娠、授乳期の母親の予防的な食物除去や、離乳食開始を遅らせる事はアレルギー疾患を減少させない事がわかってきました。むしろ母の自己判断による除去食によって母体の栄養が不足するほうが心配されます。

　出生後には母乳栄養のほうがアレルギーになりにくいのか？という点も気になるところです。母乳栄養に関してはアレルギー疾患が増えたという報告と、減ったという報告があり結論はでていません。しかし母乳は栄養面や、感染症の予防の点で有益であり、可能であれば生後4～6ヵ月までは母乳栄養が推奨されます。

　また人工乳を使用する際のミルクの種類についてはどうでしょうか。低アレルゲン化ミルクの使用は欧米のガイドラインではアレルギー疾患の家族歴がある場合には1歳までのアトピー性皮膚炎の発症率を減らす事がいわれており推奨されていますが、食生活や環境の異なる日本での有効性については不明です。医師の処方なく購入できますが低アレルゲン化ミルクの種類も様々です。安易に自己判断で使用するのではなく、使用を希望される場合は食物アレルギーに精通した医師の助言のもとで使用する事をお勧めします。

　結局のところ妊娠期・授乳期の母親の除去食はアレルギー発症の予防としては基本的に必要ありません。偏りなく、バランスのよい食事をとり、母体が心身ともに健やかでいる事が1番だと思います。

妊娠初期献立 1日分

朝食

ビスマルク風アスパラガス&エッグの卵は，エネルギーを抑えるために，目玉焼きにせずポーチドエッグにしました。アスパラガスは，妊娠中に積極的に摂りたい葉酸がたくさん含まれています。

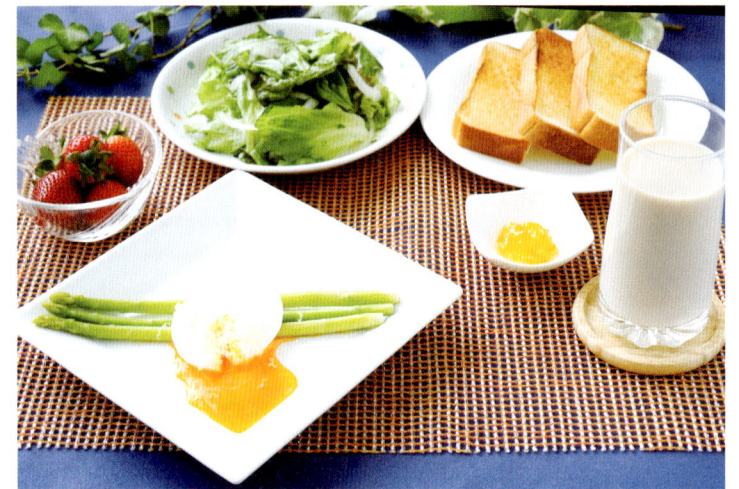

トースト（6枚切1枚と半分）
マーマレード
ビスマルク風
　アスパラガス&エッグ
グリーンサラダ
果物（いちご）
カフェオレ

エネルギー 559kcal, たんぱく質 24.4g, 脂質 19.6g, 炭水化物 72.0g,
カルシウム 325mg, 鉄 2.7mg, 葉酸 300μg, 食物繊維 5.4g, 塩分 2.2g

食材費（1人分）
380 円

昼食

鮭のマスタードパン粉焼きは，粒マスタードの香りと酸味を活かして，少ない塩分でもおいしく食べられるようにしました。夏野菜のラタトゥイユ風レンジ煮は，レシピに載せている野菜以外でも，色々な野菜に変えてアレンジすることができます。

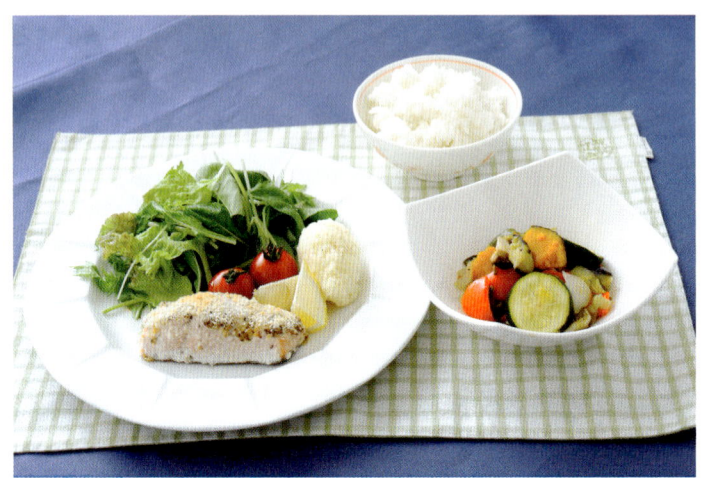

ごはん（175g）
鮭のマスタードパン粉焼き
　マッシュポテトと野菜添え
夏野菜のラタトゥイユ風レンジ煮

エネルギー 671kcal, たんぱく質 23.9g, 脂質 14.6g, 炭水化物 110.1g,
カルシウム 99mg, 鉄 1.9mg, 葉酸 145μg, 食物繊維 7.4g, 塩分 1.5g

食材費（1人分）
548 円

間食

段々に重ねていくだけで簡単に作れるおやつです。フルーツグラノーラには鉄が、ヨーグルトにはカルシウムがたくさん含まれていて、不足しがちな栄養素を手軽に摂ることができます。

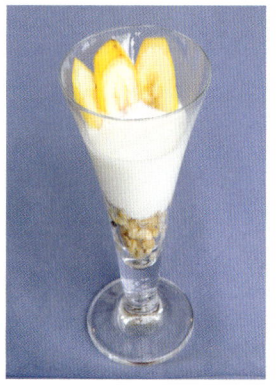

フルーツグラノーラ&ヨーグルト (☞p.58)

食材費(1人分)
53 円

エネルギー 137kcal, たんぱく質 4.7g, 脂質 2.6g, 炭水化物 24.9g, カルシウム 102mg, 鉄 1.6mg, 葉酸 28μg, 食物繊維 1.6g, 塩分 0.3g

夕食

肉豆腐は具材をきれいに盛ることで、見た目でも満足感が味わえます。長芋ときゅうりの梅あえは、ほとんど包丁を使わずに作れる簡単メニューです。定番のほうれんそうのおひたしは、優しい甘さのスイートコーンを加えて彩り良く仕上げました。

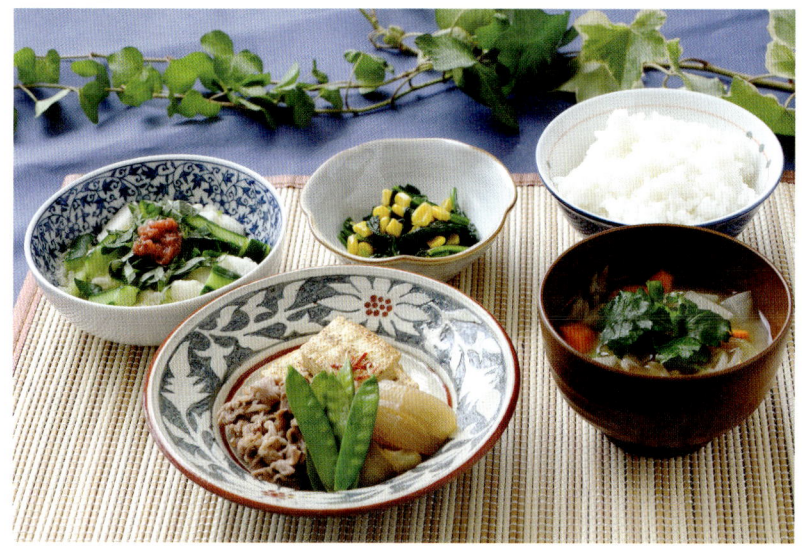

ごはん(175g)
肉豆腐
根菜ときのこの味噌汁
長芋ときゅうりの梅あえ
ほうれんそうと
　スイートコーンのおひたし

食材費(1人分)
554 円

エネルギー 687kcal, たんぱく質 24.3g, 脂質 21.1g, 炭水化物 98.0g, カルシウム 243mg, 鉄 4.7mg, 葉酸 267μg, 食物繊維 8.8g, 塩分 3.2g

1日の合計

食材費(1人分)
1535 円

エネルギー 2055kcal, たんぱく質 77.3g, 脂質 57.9g, 炭水化物 305.0g
カルシウム 769mg, 鉄 10.9mg, 葉酸 739μg, 食物繊維 23.2g, 塩分 7.2g

ビスマルク風アスパラガス&エッグ

エネルギー	103kcal	たんぱく質	9.0g	脂質	6.2g	炭水化物	2.6g	カルシウム	76mg
鉄	1.3mg	葉酸	136μg	食物繊維	1.1g	塩分	0.6g		

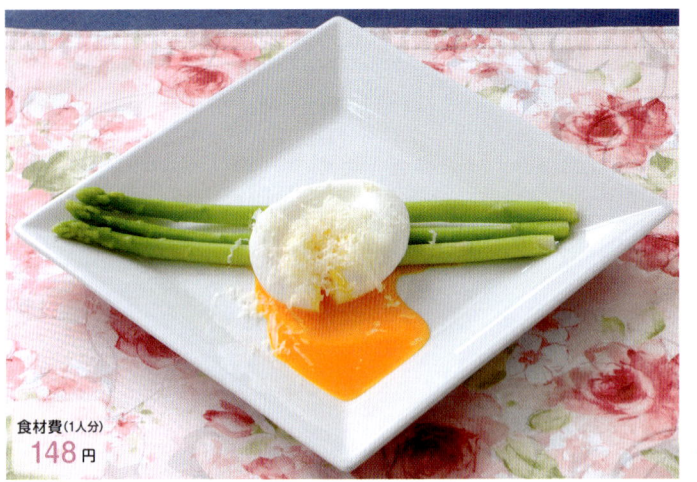

食材費(1人分) 148円

材料(2人分)
- アスパラガス……………… 6本(120g)
- 卵……………………… 2個(100g)
- パルメザンチーズ(塊)……………… 6g
- 塩……………………………… 少々
- こしょう(ホール)……………… 少々

作り方

1. 〈下ごしらえをする〉 アスパラガスは根元を少し切り落とし, 下から5cm程度皮をむく。卵は1個ずつ小さめの器に割り入れておく。

2. 〈ポーチドエッグをつくる〉 鍋に4〜5cmの深さまで水を入れて沸騰させ, 水の量の3〜5%の酢(分量外)を入れる。静かに沸く程度に火を弱め, 卵をそっと落とし, 卵白を箸などで寄せる。好みの硬さになったら穴じゃくしですくい, キッチンペーパーにとって水気をきる。

3. 〈アスパラガスをゆでる〉 アスパラガスは好みの硬さにゆでて, 湯をきって器にそろえて並べる。

4. 〈仕上げる〉 3に2をのせ, パルメザンチーズをすりおろして塩をふり, こしょうをひく。

グリーンサラダ

エネルギー	43kcal	たんぱく質	0.7g	脂質	3.1g	炭水化物	3.3g	カルシウム	26mg
鉄	0.5mg	葉酸	59μg	食物繊維	1.2g	塩分	0.3g		

材料(2人分)
- レタス……………………… 3枚(100g)
- サニーレタス………………… 4枚(30g)
- たまねぎ…………………… 1/6個(30g)
- パセリ………………………… 少々
- 油…………………… 小さじ1と1/2(6g)
- りんご酢………………… 小さじ1(5g)
- 塩…………………………… 少々
- こしょう……………………… 少々

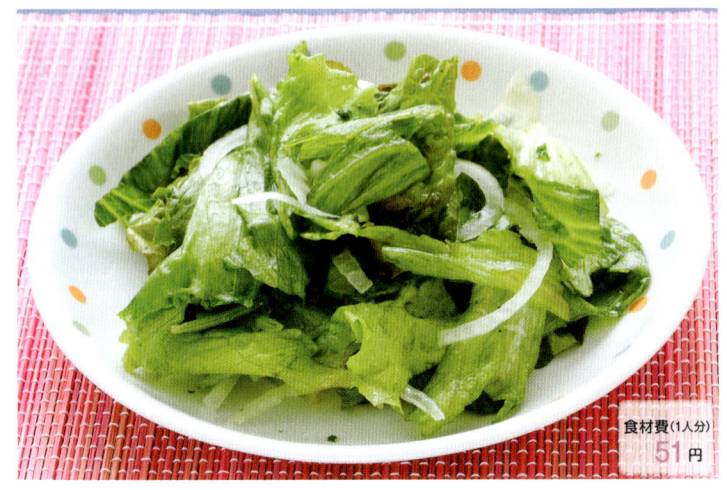

食材費(1人分) 51円

作り方

1. 〈下ごしらえをする〉 レタスとサニーレタスは氷水につけてパリッとさせ, 水気をきってちぎる。たまねぎは薄切りにして冷水にさらし, 水気をきる。パセリはみじん切りにする。

2. 〈混ぜる〉 ボウルに1を入れ, 油をかけて全体を混ぜる。酢, 塩, こしょうの順に加えて混ぜる。

鮭のマスタードパン粉焼き マッシュポテトと野菜添え

| エネルギー 234kcal | たんぱく質 16.6g | 脂質 11.6g | 炭水化物 14.9g | カルシウム 65mg |
| 鉄 1.0mg | 葉酸 64μg | 食物繊維 1.7g | 塩分 0.7g | |

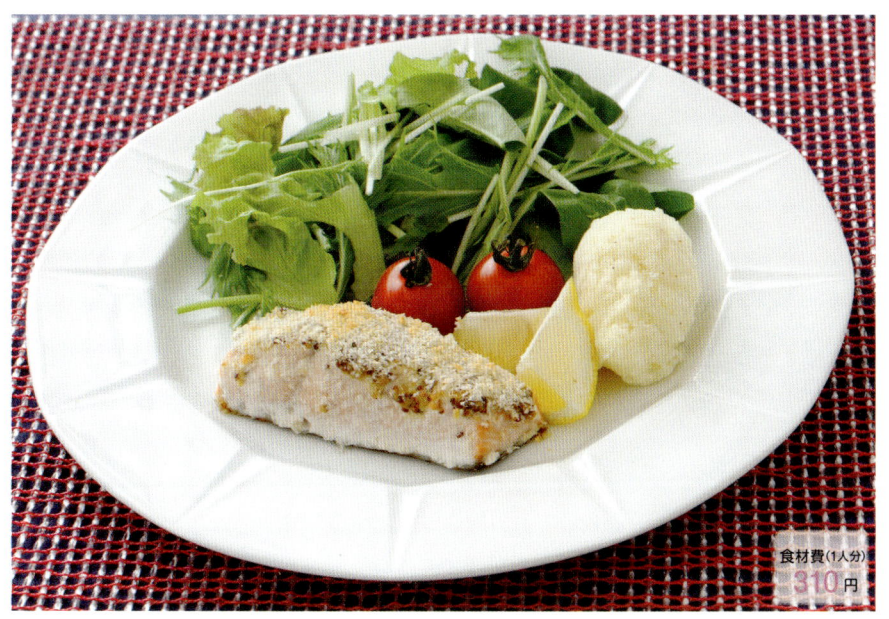

食材費(1人分) 310円

材料(2人分)

生ざけ……………………… 2切れ(140g)	バター……………………… 小さじ1/2(2g)
粒マスタード………………小さじ2強(12g)	ナツメグ(粉)………………………… 少々
塩……………………………………… 少々	塩……………………………………… 少々
白こしょう…………………………… 少々	こしょう……………………………… 少々
パン粉…………………………… 大さじ2(6g)	付け合せ
マッシュポテト	ベビーリーフ…………………… 1袋(50g)
じゃがいも………………… 1個(100g)	ミニトマト………………………4個(40g)
牛乳………………………… 大さじ2(30g)	レモン…………………………… 1/8個(10g)

作り方

1. 〈下準備をする〉 パン粉はポリ袋に入れて麺棒などを転がし，細かくする。オーブントースター用の天板にクッキングペーパーを敷く。

2. 〈下ごしらえをする〉 さけは水気をふき，皮目を下にしてクッキングペーパーの上に並べる。さけの上に粒マスタードを塗り，塩・白こしょうをふって，1のパン粉をのせる。

3. 〈焼く〉 温めたオーブントースターに2を入れて，火が通るまで10～15分焼く。

4. 〈マッシュポテトを作る〉 じゃがいもは皮つきのまま竹串で数か所穴をあけ，ラップに包んで竹串が通るまで電子レンジに3分程度かける。熱いうちに皮をむいてつぶし，鍋に入れて牛乳・バターを加えて混ぜる。火にかけてヘラで混ぜながら好みの硬さに練り，ナツメグを加える。

5. 〈盛りつける〉 器にベビーリーフ・ミニトマトを盛り，4を添えてマッシュポテトに塩・こしょうをふる。3のさけを盛りつけ，くし切りにしたレモンを添える。

夏野菜のラタトゥイユ風レンジ煮

エネルギー	100kcal	たんぱく質	2.6g	脂質	2.4g	炭水化物	19.0g	カルシウム	27mg
鉄	0.7mg	葉酸	69μg	食物繊維	4.3g	塩分	0.8g		

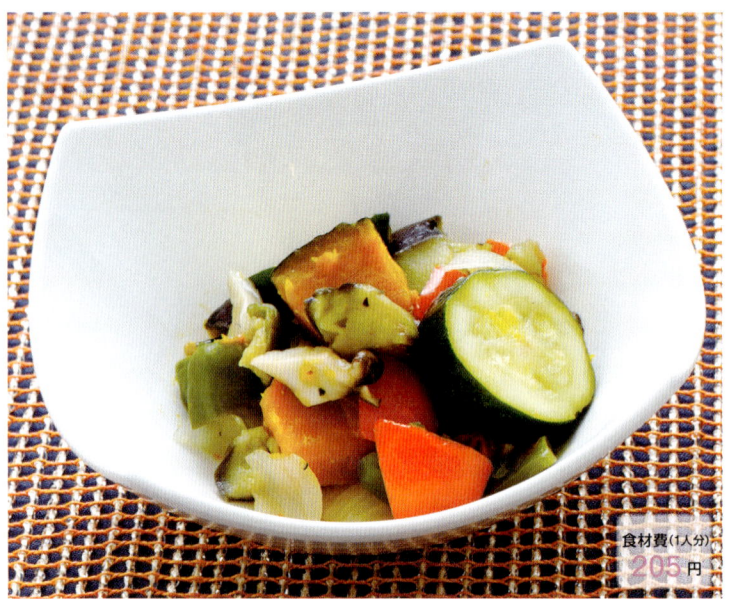

食材費(1人分) 205円

材料(2人分)

なす……………………………1/2個(50g)	パプリカ(赤)……………………1/4個(30g)
ズッキーニ………………………1/5本(30g)	エリンギ…………………………1/2本(20g)
トマト(完熟)……………………1/2個(80g)	にんにく……………………………1/2かけ(3g)
かぼちゃ…………………………1/16個(100g)	オリーブ油………………………小さじ1(4g)
たまねぎ…………………………1/4個(50g)	塩………………………………小さじ1/4強(1.6g)
ピーマン……………………………1個(30g)	こしょう……………………………………少々

作り方

1. 〈野菜の下ごしらえをする〉
   なすはヘタを取り,しま目に皮をむいて一口大に切る。ズッキーニは輪切りにする。なすとズッキーニは1%程度の塩水にさらす。トマトは横半分に切り,皮に十字に切り目を入れ,水にくぐらせてからラップなしで電子レンジに1分程度かけて皮と種を除く。かぼちゃはラップで包み,電子レンジに1分程度かけて一口大に切る。たまねぎ・ピーマン・パプリカ・エリンギはそれぞれ一口大に切る。にんにくはつぶす。

2. 〈電子レンジにかける〉
   なす・ズッキーニを耐熱容器に入れ,オリーブ油の半量をかけて混ぜる。残りの野菜を加えて,塩・こしょう・残りのオリーブ油をかけて軽く混ぜる。ラップをかけて,野菜が軟らかくなるまで電子レンジに8分程度かける。

3. 〈仕上げる〉
   2を取り出し,軽く混ぜて器に盛る。

肉豆腐

| エネルギー | 263kcal | たんぱく質 | 13.0g | 脂質 | 19.2g | 炭水化物 | 7.5g | カルシウム | 134mg |
| 鉄 | 1.8mg | 葉酸 | 26μg | 食物繊維 | 1.3g | 塩分 | 0.8g |

材料(2人分)

- 焼き豆腐 …………… 1/2丁(160g)
- 牛肩ロース薄切り肉 ……… 4枚(80g)
- たまねぎ ……………… 1/3個(60g)
- きぬさや ……………… 10枚(20g)
- A
  - だし汁 …… 大さじ5と1/3(80g)
  - 砂糖 ………… 小さじ1強(3.6g)
  - しょうゆ ……… 小さじ2弱(10g)
  - 酒 ……………… 小さじ1/2弱(2g)
  - みりん ………… 小さじ1/2(3g)
- 糸とうがらし ………………… 少々

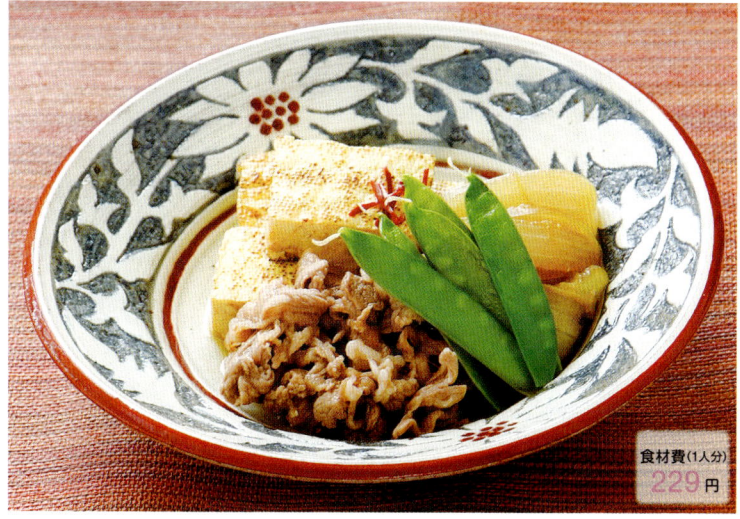

作り方

1 〈下ごしらえをする〉
豆腐は4等分に切って、水気をふく。牛肉は食べやすい大きさに切る。たまねぎはくし形に切る。きぬさやは筋をとり、ゆでて水にとる。

2 〈煮る〉
鍋にAと豆腐を入れて中火にかけ、煮立ったらたまねぎを加えて、紙の落としぶたをして7～8分煮る。途中で煮汁が足りなくなったときは、水またはぬるま湯を足す。落としぶたをはずして具を寄せて牛肉を入れ、煮汁がほとんどなくなるまで煮たら、きぬさやを加えてさっと煮る。

3 〈盛りつける〉
器に豆腐・牛肉・たまねぎ・きぬさやを盛り、糸とうがらしをのせる。

根菜ときのこの味噌汁

| エネルギー | 53kcal | たんぱく質 | 2.8g | 脂質 | 0.7g | 炭水化物 | 10.5g | カルシウム | 39mg |
| 鉄 | 0.6mg | 葉酸 | 46μg | 食物繊維 | 3.1g | 塩分 | 1.3g |

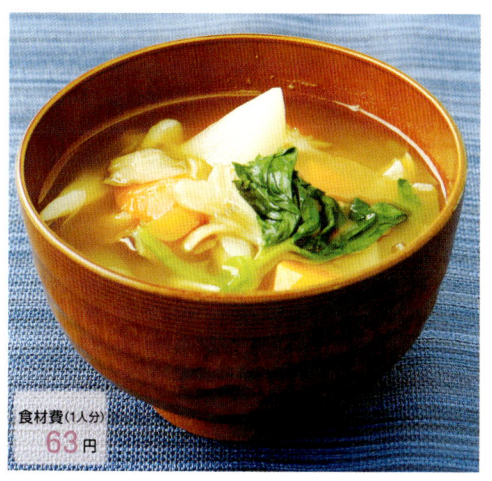

材料(2人分)

- 大根 ……………………… 3cm(80g)
- にんじん ………………… 6cm(60g)
- たまねぎ ……………… 1/3個(60g)
- まいたけ ………… 1/2パック(50g)
- だし汁 ……… カップ1と1/2(300g)
- みそ ………………… 大さじ1(18g)
- みつば ……………………… 3本(6g)

作り方

1 〈野菜を切る〉
大根は細めの乱切りに、にんじんは大根より小さい細めの乱切りにする。たまねぎは5mm厚さのくし形に切る。まいたけは石づきをとってほぐす。

2 〈煮る〉
鍋にだし汁・大根・にんじん・たまねぎを入れて煮る。野菜が軟らかくなったら、まいたけを加えて火が通るまで煮る。

3 〈仕上げる〉
みそを溶き入れ、ひと煮立ちしたら火を止める。器に盛り、みつばをのせる。

※みそはお好みのみそを2種類以上混ぜると、味に深みがでて更においしくなります。

長芋ときゅうりの梅あえ

| エネルギー | 46kcal | たんぱく質 | 1.8g | 脂質 | 0.2g | 炭水化物 | 9.6g | カルシウム | 24mg |
| 鉄 | 0.4mg | 葉酸 | 18μg | 食物繊維 | 1.1g | 塩分 | 0.5g |

材料(2人分)
- きゅうり …………………1本(100g)
- ながいも ………… 5cm(100g)
- A ┌ みりん……… 小さじ1/2(3g)
    │ 酢………………… 小さじ1(5g)
    └ しょうゆ……… 小さじ1/2(3g)
- 青じそ………………………… 2枚(1.2g)
- 梅干し……………………… 1/2個(3g)

作り方
1. 〈下ごしらえをする〉
   きゅうりはしま目に皮をむいて4等分に切り、ながいもといっしょにポリ袋に入れてすりこぎなどで叩く。
2. 〈混ぜる〉
   1にAを加えて混ぜ、器に盛る。せん切りにした青じそ、叩いた梅干しをのせる。

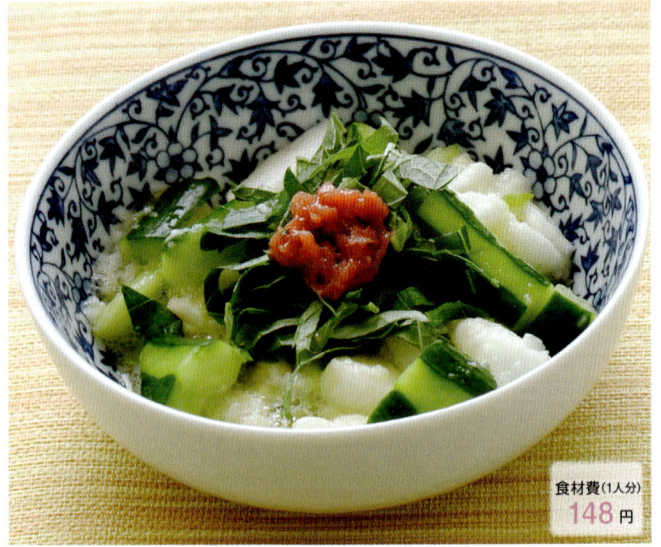

食材費(1人分) 148円

ほうれんそうとスイートコーンのおひたし

| エネルギー | 31kcal | たんぱく質 | 2.4g | 脂質 | 0.4g | 炭水化物 | 5.5g | カルシウム | 41mg |
| 鉄 | 1.7mg | 葉酸 | 172μg | 食物繊維 | 2.7g | 塩分 | 0.5g |

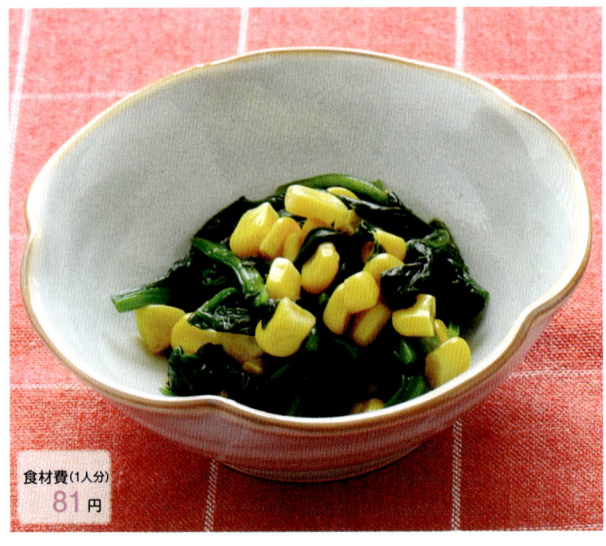

食材費(1人分) 81円

材料(2人分)
- ほうれんそう ……………… 2/3束(160g)
- ホールコーン(缶)…………………… 30g
- A ┌ だし汁 ……………… 大さじ1弱(12g)
    └ しょうゆ ………………… 小さじ1(6g)

作り方
1. 〈下ごしらえをする〉
   ほうれんそうはゆでて冷水にとり、水気を絞って3〜4cm長さに切る。
2. 〈混ぜる〉
   ほうれんそうとホールコーンにAを加えて混ぜる。

コラム 7

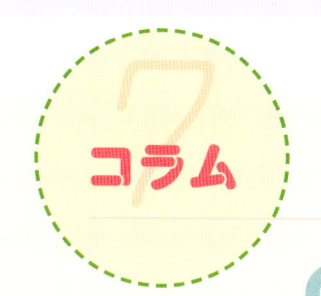

「つわりと悪阻(おそ)」について

　産婦人科医として臨床を行っていると，つわりの症状を訴える妊婦さんにお目にかかることはよく経験します。しかしつわりと言っても症状の程度には個人差が大きく，症状の軽いものを「つわり」，つよいものを「妊娠悪阻（おそ）」と呼んで区別しています。

　つわりや妊娠悪阻は妊娠初期に起こる症状で，多くの妊婦さんにとって，妊娠後に自覚する最初の症状です。吐き気の原因は，妊娠に伴うhCG（ヒト絨毛ゴナドトロピン）と呼ばれるホルモンの生理的な増加によると考えられています。そのため大なり小なり，つわりがあることは当たり前のことなのです。

　程度の軽い「つわり」であれば，おおよそ妊娠5ヵ月の頃にはほとんどの方が自然に改善します。しかし「妊娠悪阻」であればそうもいきません。水分ですらまともに摂れず，妊娠前よりもどんどん体重は減少し，肌は乾燥し，お母さん一人分の栄養も摂取出来ない状態となってしまいます。この状態が続けば，ビタミン不足による脳症（ウェルニッケ脳症と呼ばれ，意識障害や運動障害を伴い回復しても記憶障害などの後遺症が残ることがあります）や血液中のナトリウムやカリウムなどの不足，飢餓状態による肝臓の機能障害を起こしてしまうこともあります。これを聞くと恐ろしいと感じる方もいらっしゃると思いますが，重症の妊娠悪阻は，入院し栄養やビタミンを含む水分を点滴から補充すれば，十分に対応できます。

　「つわり」でキツイなと思ったら，「つわりくらいで…」なんて思って我慢せずに，かかりつけの産婦人科で一度相談してみましょう。

妊娠中期献立 1日分

朝食

オムレツは，野菜とじゃがいもをたっぷり入れたスペイン風オムレツにしました。ブロッコリーは，妊娠中に必要な葉酸が多い食品です。

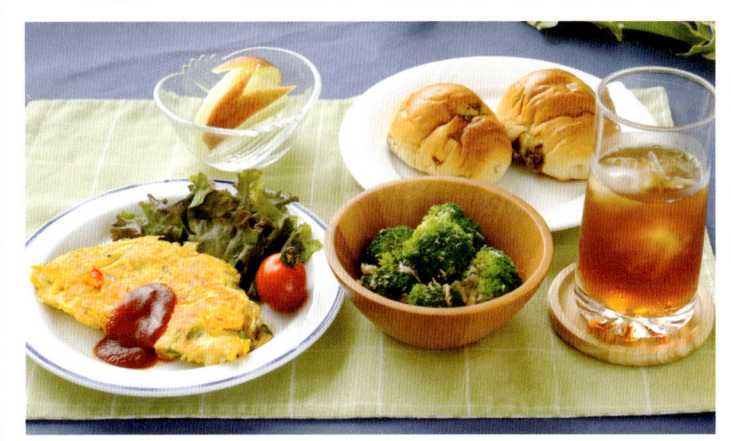

レーズンパン（90g）
スペイン風オムレツと付け合せ
ブロッコリーとツナのサラダ
果物（りんご）
鉄強化の飲料（毎日ビテツ）

食材費（1人分）
441 円

エネルギー 592kcal，たんぱく質 20.7g，脂質 21.6g，炭水化物 82.7g，カルシウム 296mg，鉄 10.4mg，葉酸 390μg，食物繊維 8.3g，塩分 2.2g

昼食

里芋とひじきの炊き込みご飯は，ひじきで鉄を，さくらえびでカルシウムをアップしています。さらに，さわらや干ししいたけに含まれるビタミンDは，カルシウムの吸収を良くしてくれます。さわらの西京焼きは，ポリ袋にいれて漬け込むと，少ない調味料でもしっかり味がつきます。

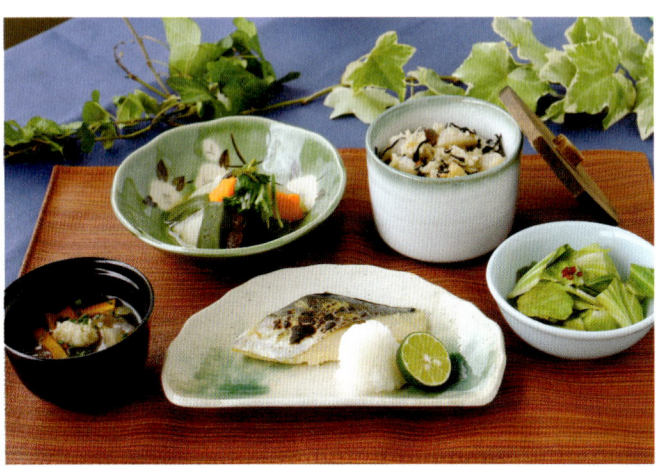

里芋とひじきの炊き込みご飯
さわらの西京焼き
　大根おろしとすだち
野菜の吉野汁
キャベツの南蛮酢あえ
かぶとよもぎ麩の
　炊き合わせ　銀餡かけ

食材費（1人分）
604 円

エネルギー 663kcal，たんぱく質 31.8g，脂質 10.0g，炭水化物 107.1g，カルシウム 216mg，鉄 3.5mg，葉酸 197μg，食物繊維 9.3g，塩分 3.5g

間食

鉄と葉酸が多いほうれんそうにバナナとはちみつを加えて、飲みやすいスムージーにしました。ヨーグルトのクレーム・ダンジュ風は、ヨーグルトを水切りすることでコクが増し、レアチーズケーキのようなおやつになります。

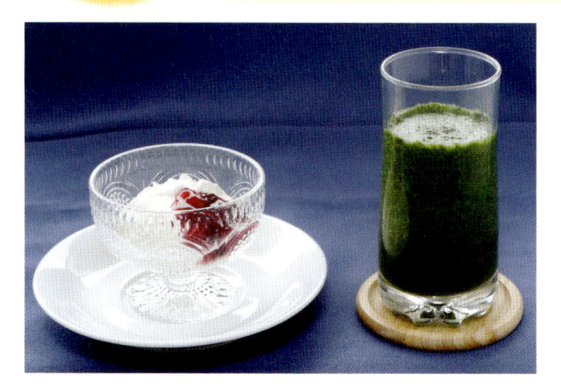

グリーンスムージー （☞p.58）
ヨーグルトのクレーム・ダンジュ風 （☞p.59）

食材費（1人分）
140円

エネルギー 263kcal，たんぱく質 4.7g，脂質 9.4g，炭水化物 42.4g，カルシウム 129mg，鉄 1.2mg，葉酸 110μg，食物繊維 1.9g，塩分 0.1g

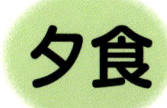

夕食

豆と野菜のスープは、小松菜をたくさん使って鉄をアップしました。グレープフルーツに含まれるビタミンCと組み合わせることで、鉄の吸収がさらに良くなります。チキンソテーのホットサラダは、パルメザンチーズの旨みとにんにくの香りが効いたドレッシングで、野菜がたっぷり食べられます。

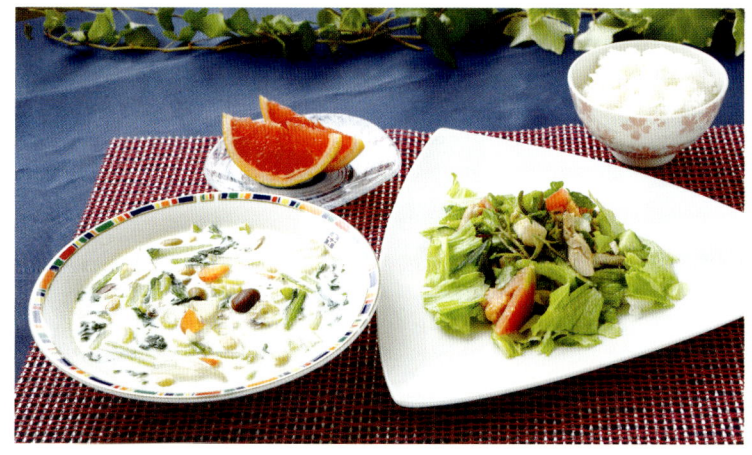

ごはん（200g）
豆と野菜の具だくさんミルクスープ
チキンソテーのホットサラダ
グレープフルーツ

食材費（1人分）
557円

エネルギー 786kcal，たんぱく質 29.1g，脂質 24.8g，炭水化物 109.7g，カルシウム 454mg，鉄 5.3mg，葉酸 249μg，食物繊維 11.5g，塩分 1.5g

1日の合計

食材費（1人分）
1742円

エネルギー 2304kcal，たんぱく質 86.3g，脂質 65.9g，炭水化物 341.9g
カルシウム 1095mg，鉄 20.3mg，葉酸 946μg，食物繊維 31.0g，塩分 7.3g

スペイン風オムレツと付け合わせ

エネルギー 131kcal　たんぱく質 7.5g　脂質 6.3g　炭水化物 10.9g　カルシウム 45mg
鉄 1.4mg　葉酸 54μg　食物繊維 1.5g　塩分 0.7g

材料(2人分)

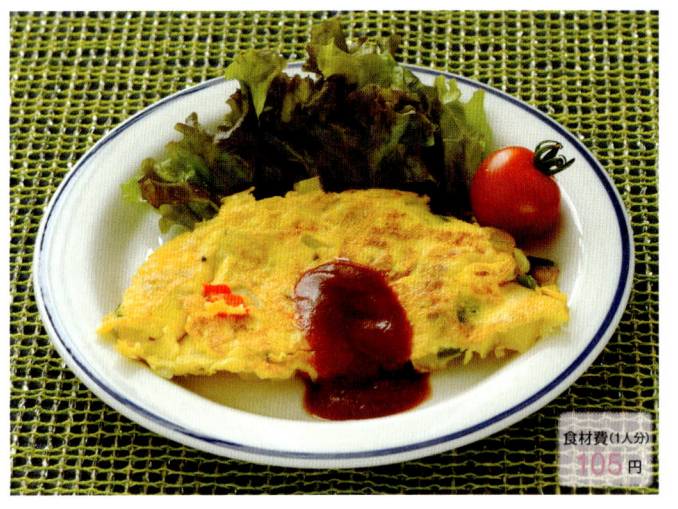

卵	2個(100g)
牛乳	小さじ2(10g)
A　たまねぎ	1/6個(30g)
パプリカ(赤)	1/6個(20g)
ピーマン	2/3個(20g)
じゃがいも	1/2個(50g)
バター	小さじ1/2(2g)
塩	少々
こしょう	少々
ケチャップ	大さじ1強(16g)
付け合せ	
サニーレタス	2枚(16g)
ミニトマト	2個(30g)

食材費(1人分) 105円

作り方

1. 〈下ごしらえをする〉　ボウルに卵を溶きほぐし，牛乳を加えて混ぜる。Aはそれぞれ角切りにし，じゃがいもは水にさらす。
2. 〈炒める〉　フライパンにバターを入れて溶かし，Aを炒めて塩・こしょうを加える。
3. 〈焼く〉　野菜がしんなりしたら1の卵液を流し入れ，弱火にして中まで火が通るようにふたをして焼く。表面が乾いてきたらひっくり返し，焼き色がつくまで焼く。
4. 〈仕上げる〉　器にサニーレタス・ミニトマトを盛り，3のオムレツを盛りつけてケチャップをかける。

ブロッコリーとツナのサラダ

エネルギー 140kcal　たんぱく質 5.8g　脂質 12.1g　炭水化物 3.1g　カルシウム 21mg
鉄 0.6mg　葉酸 106μg　食物繊維 2.2g　塩分 0.6g

材料(2人分)

ブロッコリー	100g
ツナ(油漬け)	40g
A　マヨネーズ	大さじ1と2/3(20g)
塩	少々
こしょう	少々

作り方

1. 〈下ごしらえをする〉
ブロッコリーは食べやすい大きさに切ってゆでる。ツナは余分な油をきる。
2. 〈混ぜる〉
1をボウルに入れ，Aを加えて混ぜる。

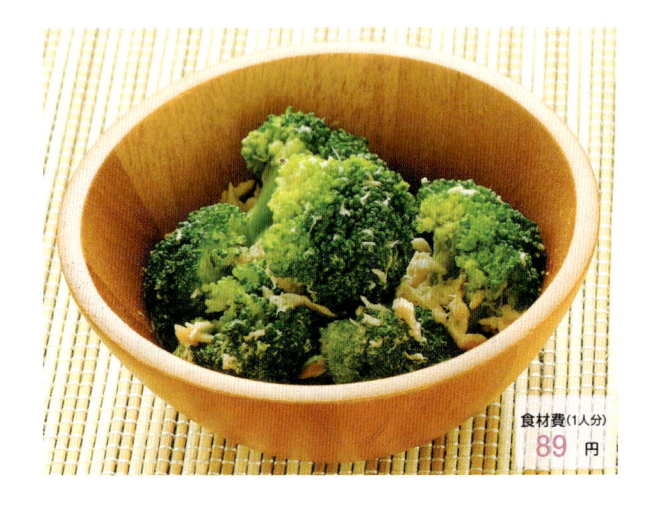

食材費(1人分) 89円

里芋とひじきの炊き込みご飯

エネルギー	341kcal	たんぱく質	8.0g	脂質	1.0g	炭水化物	72.1g	カルシウム	73mg
鉄	1.2mg	葉酸	36μg	食物繊維	3.0g	塩分	0.9g		

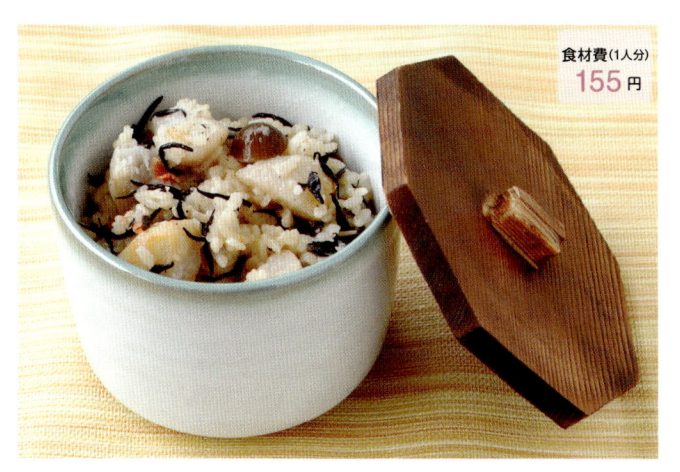

食材費(1人分) **155円**

材料(2人分)

米	160g
さといも	100g
ひじき(乾)	4g
しめじ	1/5パック(20g)
さくらえび(乾)	4g
だし汁	カップ1弱(190g)
A ┌ 酒	小さじ2弱(9g)
┤ しょうゆ	小さじ1と1/2(9g)
└ みりん	小さじ2/3(4g)

作り方

1 〈下ごしらえをする〉 米は，炊く30分～1時間前に洗ってざるにあげておく。さといもは一口大に切り，塩少々（分量外）をふってぬめりを出し，洗い流して水気をふく。ひじきは水で戻し，水気をきる。しめじは石づきをとって，小房に分ける。

2 〈炊く〉 炊飯器に米を入れ，だし汁とAを加えて混ぜる。さといも・ひじき・しめじ・さくらえびを加えて炊く。

3 〈盛りつける〉 炊き上がったらさっくりと混ぜて器に盛る。

さわらの西京焼き・大根おろしとすだち

エネルギー	176kcal	たんぱく質	16.6g	脂質	7.9g	炭水化物	6.1g	カルシウム	27mg
鉄	0.8mg	葉酸	27μg	食物繊維	0.9g	塩分	0.3g		

材料(2人分)

さわら	2切れ(160g)
A ┌ 白みそ	小さじ2/3(4g)
┤ 酒	小さじ2弱(9g)
└ みりん	小さじ2弱(11g)
大根	4cm(120g)
すだち	1個(20g)

食材費(1人分) **188円**

作り方

1 〈下ごしらえをする〉 Aを合わせてポリ袋に入れ，さわらを入れて冷蔵庫で一晩以上おく。大根はすりおろし，すだちは半分に切る。

2 〈焼く〉 グリルにさわらを入れ，弱火で皮目から先に焼く。焦げ目がついたらひっくり返し，火が通るまで焼く。

3 〈仕上げる〉 器に盛りつけ，軽く水気をきった大根おろしとすだちを添える。

野菜の吉野汁

| エネルギー | 40kcal | たんぱく質 | 1.4g | 脂質 | 0.6g | 炭水化物 | 7.9g | カルシウム | 30mg |
| 鉄 | 0.3mg | 葉酸 | 17μg | 食物繊維 | 1.4g | 塩分 | 1.3g | | |

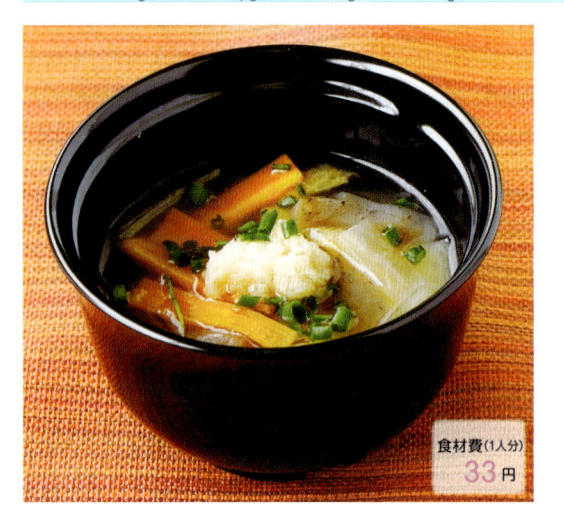

食材費(1人分) 33円

材料(2人分)
- ごぼう……………… 1/10本(20g)
- にんじん…………………2cm(20g)
- 大根 ………………………20g
- 油揚げ……………………… 3g
- こんにゃく………………… 25g
- だし汁……… カップ1と1/2(300g)
- A { 塩……………… 小さじ1/6(1g)
  うすくちしょうゆ
  ……… 小さじ1と1/3(8g)
- 〈水溶き片栗粉〉
  { 片栗粉 ………… 大さじ1(9g)
  { 水……………… 大さじ1(15g)
- 青ねぎ……………………… 3g
- しょうが…………………… 3g

作り方

1. 〈下ごしらえをする〉 ごぼうは皮をこそげて短冊に切り,酢水(分量外)にさらして水気をきってゆでる。にんじん・大根は短冊に切る。油揚げは油抜きをし,こんにゃくは下ゆでしてそれぞれ短冊に切る。

2. 〈煮る〉 鍋にだし汁を入れて火にかけ,沸騰したらAを加えて1を入れて煮る。野菜が軟らかくなったら,水溶き片栗粉を加えてとろみをつけて火を止める。

3. 〈盛りつける〉 器に盛り,小口切りにした青ねぎとすりおろしたしょうがをのせる。

キャベツの南蛮酢あえ

| エネルギー | 21kcal | たんぱく質 | 0.9g | 脂質 | 0.2g | 炭水化物 | 4.5g | カルシウム | 27mg |
| 鉄 | 0.2mg | 葉酸 | 47μg | 食物繊維 | 1.3g | 塩分 | 0.3g | | |

材料(2人分)
- キャベツ…………………… 2枚(120g)
- たかのつめ………………………1本(1g)
- A { 酢………………… 大さじ1/2弱(7g)
  うすくちしょうゆ …… 小さじ1/2(3g)
  砂糖 …………… 小さじ1/2弱(1.4g)
  塩 …………………………… 少々

食材費(1人分) 15円

作り方

1. 〈合わせ酢をつくる〉 たかのつめは戻して種をとる。ボウルにAを入れて混ぜ合わせ,たかのつめを加える。

2. 〈キャベツをゆでる〉 キャベツはざく切りにし,ゆでて水気をきる。

3. 〈混ぜる〉 キャベツが温かいうちに合わせ酢に入れて混ぜる。

4. 〈盛りつける〉 器に盛り,たかのつめを飾る。

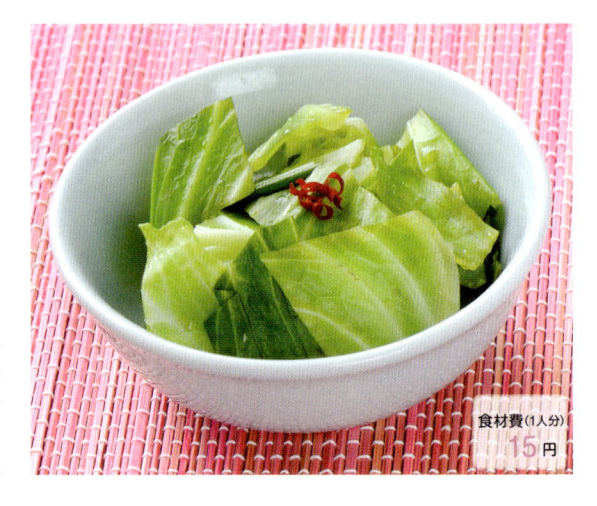

かぶとよもぎ麩の炊き合わせ 銀餡かけ

エネルギー	86kcal	たんぱく質	4.9g	脂質	0.4g	炭水化物	16.6g	カルシウム	59mg
鉄	0.9mg	葉酸	69μg	食物繊維	2.8g	塩分	0.7g		

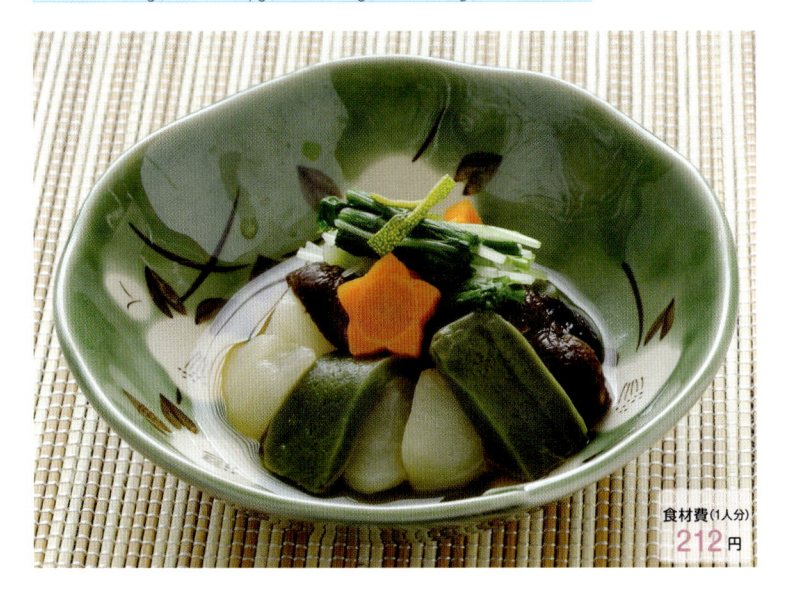

食材費(1人分) 212円

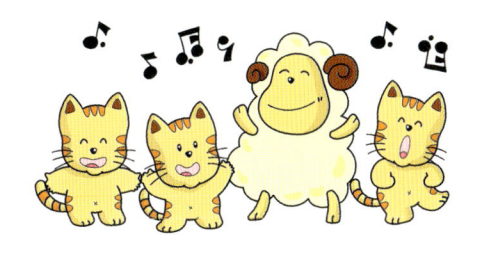

材料(2人分)

- 干ししいたけ………… 2個(4g)
- A
  - だし汁　大さじ1と2/3(25g)
  - しょうゆ　小さじ1/4強(1.6g)
  - 砂糖……小さじ1/4強(0.8g)
- かぶ………………… 2個(150g)
- だし汁…………カップ2/5(80g)
- B
  - みりん……小さじ1強(7g)
  - うすくちしょうゆ
    　　………………小さじ1/5(1.2g)
  - 塩………………………… 少々
- よもぎ麩………………………… 50g
- にんじん……………… 2cm(20g)
- 水菜………………………… 30g
- 〈あん〉
- C
  - だし汁……カップ1/4(50g)
  - みりん……小さじ1/3(2g)
  - うすくちしょうゆ
    　　………………小さじ1/2(3g)
- 〈水溶き片栗粉〉
  - 片栗粉　小さじ1/2強(1.6g)
  - 水…………… 小さじ1(5g)
- ゆずの皮……………………… 2g

作り方

1. 〈しいたけを煮る〉　干ししいたけは戻す。鍋にAとしいたけを入れて煮る。

2. 〈かぶとよもぎ麩を煮る〉
かぶは葉を落とし，6等分に切って面取りをする。鍋にかぶ・米のとぎ汁（分量外または水）を入れ，かぶが軟らかくなるまでゆでて水にさらす。鍋にだし汁とかぶを入れ，煮立ったらBを加えて5分程度煮る。途中で煮汁が足りなくなったときは，湯を足す。1cm幅に切ったよもぎ麩を加えて1～2分程度煮て，そのまま冷ます。

3. 〈にんじんに味をつける〉　にんじんは5mm幅に切って好みの抜き型で抜き，ゆでてかぶの煮汁につける。

4. 〈水菜をゆでる〉　水菜はゆでて冷水にとり，水気を絞って4cm長さに切る。

5. 〈仕上げる〉　Cを鍋に入れて煮立て，水溶き片栗粉を加えてとろみをつける。器にかぶ・しいたけ・よもぎ麩・にんじんの汁気をきって盛り，水菜を添えてCのあんをかける。ゆずの皮を組み松葉にしてのせる。

簡単に作りたいときは，
作り方の2・3を次のようにかえてください。
かぶは葉を落とし，6等分に切って面取りする。
にんじんは5mm幅に切って好みの型で抜く。
鍋にだし汁とかぶ・にんじんを入れて煮る。
かぶとにんじんが軟らかくなったらBを加えて5分程度煮る。
途中で煮汁が足りなくなったときは，湯を足す。
1cm幅に切ったよもぎ麩を加えて，1～2分程度煮て，そのまま冷ます。

豆と野菜の具だくさんミルクスープ

エネルギー	275kcal	たんぱく質	14.9g	脂質	12.6g	炭水化物	27.2g	カルシウム	378mg
鉄	4.4mg	葉酸	168μg	食物繊維	9.2g	塩分	0.9g		

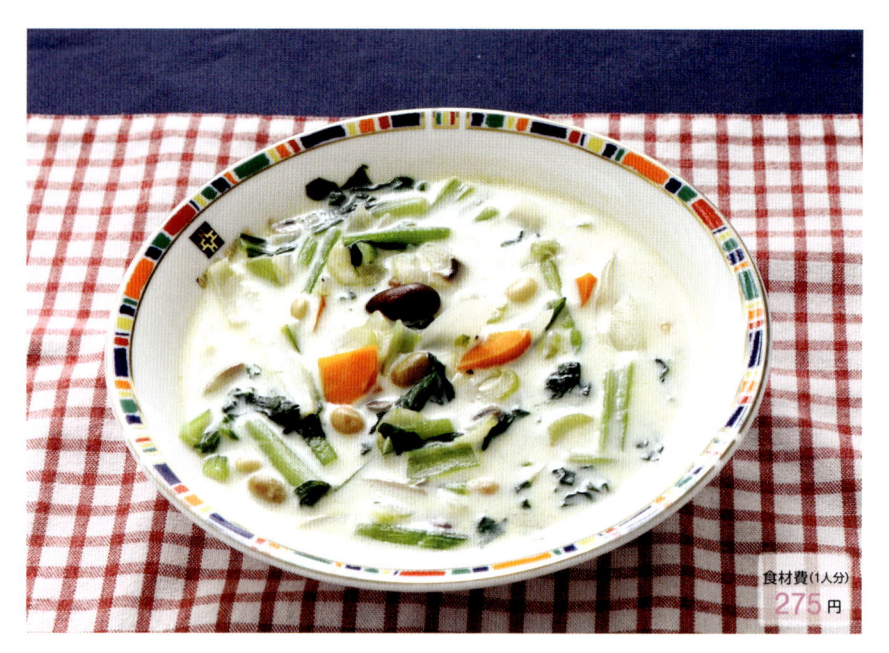

食材費(1人分) 275円

材料(2人分)

たまねぎ	1/4個(50g)
にんじん	1/6本(24g)
セロリ	1/2本(50g)
マッシュルーム	3個(24g)
小松菜	2/3束(200g)
オリーブ油	大さじ1/2(6g)
にんにく	1かけ(5g)
大豆(水煮)	80g
ミックスビーンズ(水煮)	60g
水	カップ1/2強(120g)
コンソメスープの素	小さじ2/3(2g)
ローリエ	1枚
牛乳	カップ1と1/4(260g)
塩	少々
こしょう	少々
〈水溶き片栗粉〉	
片栗粉	小さじ2(6g)
水	小さじ2(10g)

作り方

1. 〈下ごしらえをする〉 たまねぎは横半分に切ってから繊維に添って薄切りにする。にんじんはいちょう切りにする。セロリは筋をとって小口切りにする。マッシュルームは石づきをとって薄切りにする。小松菜は軟らかくゆでて冷水にとって水気を絞り，食べやすい大きさに切る。にんにくはみじん切りにする。

2. 〈野菜をいためる〉 鍋にオリーブ油・にんにくを入れて火にかけ，香りがたったらたまねぎ，にんじん，セロリ，マッシュルームの順に加えてその都度よく炒める。

3. 〈煮る〉 大豆とミックスビーンズを加えて混ぜ，水・コンソメスープの素・ローリエを加えて煮る。野菜が軟らかくなったら牛乳を加え，煮立ったら塩・こしょうを入れ，1の小松菜を加えて小松菜が温まるまで煮る。鍋を火からおろして水溶き片栗粉を入れながらよく混ぜ，再び火にかけて軽くとろみがつくまで煮る。ローリエを除いて，器に盛る。

チキンソテーのホットサラダ

| エネルギー 160kcal | たんぱく質 8.8g | 脂質 11.6g | 炭水化物 4.5g | カルシウム 64mg |
| 鉄 0.7mg | 葉酸 69μg | 食物繊維 1.5g | 塩分 0.6g | |

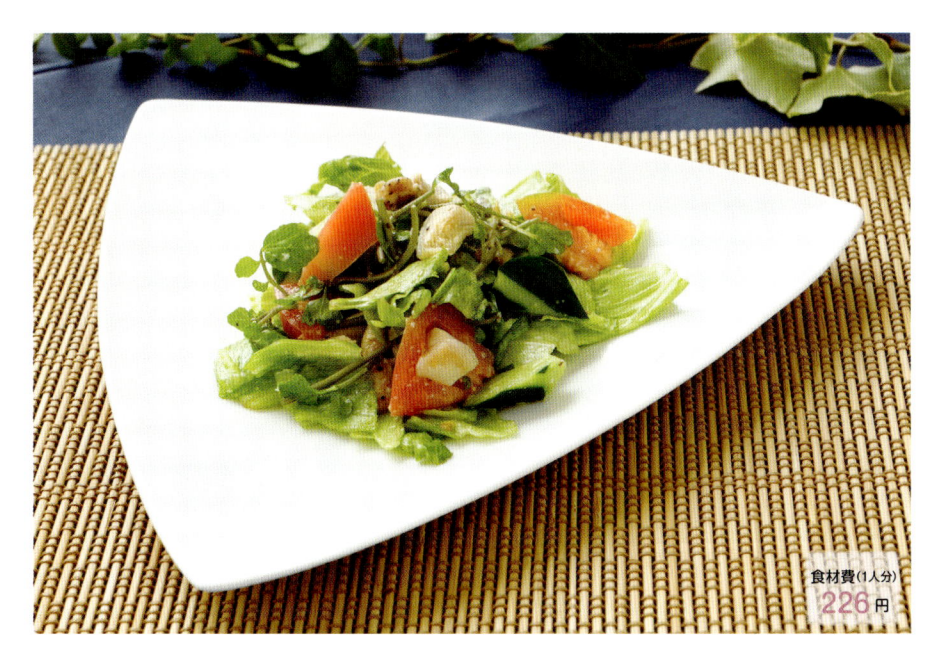

食材費(1人分) 226円

材料(2人分)

鶏もも肉……………1/3枚(80g)
塩………………………少々
こしょう………………少々
レタス………………3枚(90g)
クレソン……………1/2束(20g)
トマト………………1/2個(80g)
きゅうり……………1/2本(50g)

〈ドレッシング〉
A ｛ にんにく…………1/2かけ(2g)
　　塩………………………少々
　　パルメザンチーズ(塊)………5g
　　白ワインビネガー……小さじ1(5g)
　　油…………小さじ2と1/2(10g)
　　黒こしょう(粗びき)………少々

作り方

1. 〈鶏肉の下ごしらえをする〉 鶏肉は余分な脂を取り除き，身の厚い部分に包丁を入れて厚みを均一にして，塩・こしょうをふる。

2. 〈野菜の下ごしらえをする〉 レタスは冷水につけてパリッとさせて，食べやすい大きさにちぎって水気をきる。クレソンは根元の硬い部分を切り，冷水につけて水気をきって3cm長さに切る。トマトはくし形に切り，きゅうりは細長い乱切りにする。

3. 〈鶏肉をソテーする〉 フライパンを熱し，鶏肉を皮目から入れて焼く。途中で鶏肉から脂が出てきたらふき取る。裏返して火が通るまで焼いて食べやすい大きさのそぎ切りにする。

4. 〈ドレッシングをつくる〉 ボウルにすりおろしたにんにく・塩を入れてパルメザンチーズをすりおろし，白ワインビネガーを加えて混ぜる。油を少しずつ加えて混ぜ合わせ，黒こしょうを加える。

5. 〈混ぜる〉 4のボウルに2を入れて混ぜ，3を加えて軽く混ぜる。

妊娠後期献立 1日分

朝食

味噌汁は具だくさんにして汁の量を減らし、しょうがの辛みと香りを使うことが塩分カットのポイント。なめことおくらのとろみでのど越しもよく、体が温まる一品です。

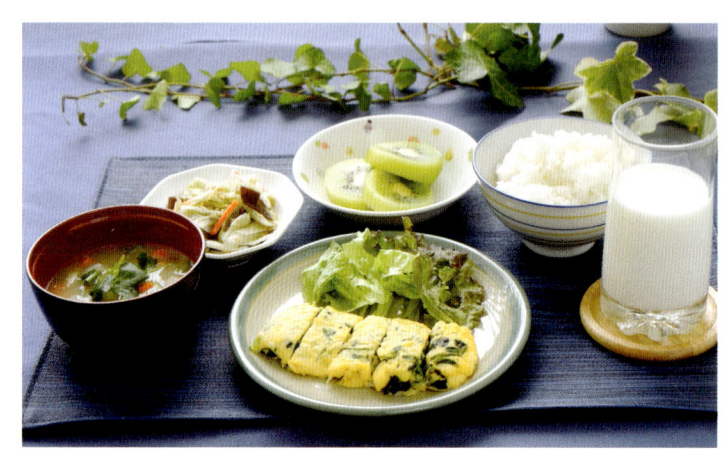

ごはん（200g）
ほうれん草としらすの卵焼き
　　　　　　　　　レタス添え
キャベツとカニかまのごま酢あえ
あったか味噌汁
果物（キウイフルーツ）
鉄強化の乳飲料

食材費（1人分）
374円

エネルギー 738kcal, たんぱく質 26.9g, 脂質 16.1g, 炭水化物 118.7g, カルシウム 482mg, 鉄 7.2mg, 葉酸 355μg, 食物繊維 7.6g, 塩分 2.0g

昼食

スパゲティは塩を入れずにゆでて塩分をカット。あさりは水煮缶を汁ごと使い、うまみと塩分をそのまま活かして手軽に調理しました。アスパラガスは妊娠中に必要な葉酸がたっぷりです。唐辛子の辛み、にんにくの香りで薄味でもおいしいパスタ料理です。

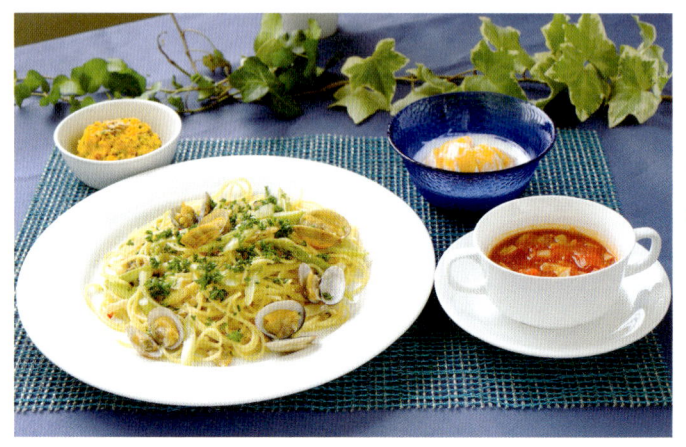

あさりとアスパラガスの
　ペペロンチーノスパゲティ
かぼちゃのサラダ
野菜たっぷりトマトスープ
柿のヨーグルトあえ

食材費（1人分）
658円

エネルギー 933kcal, たんぱく質 29.4g, 脂質 25.8g, 炭水化物 144.1g, カルシウム 252mg, 鉄 6.9mg, 葉酸 219μg, 食物繊維 11.2g, 塩分 3.6g

間食

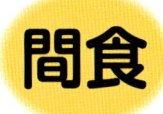

素材本来の甘みを活かした素朴な味のふかし芋は，塩分0gでお腹持ちの良いのおやつです。また，食物繊維がたくさん含まれているので，便秘の予防・改善につながります。不足しがちな鉄は，市販の鉄強化食品などを上手に使って補うこともできます。(☞p.43)

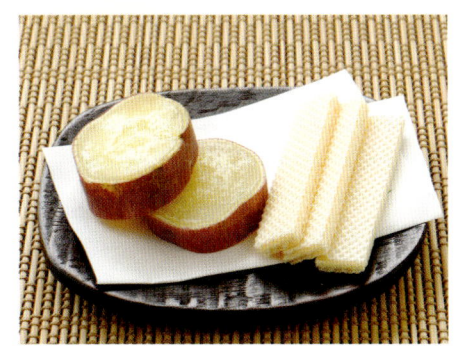

ふかし芋
鉄分強化のウエハース
(☞p.59)

エネルギー 115kcal，たんぱく質 1.2g，脂質 1.7g，炭水化物 23.4g，
カルシウム 23mg，鉄 2.4mg，葉酸 29μg，食物繊維 1.4g，塩分 0.1g

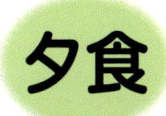

食材費(1人分) **47** 円

夕食

ごぼうとこんにゃくは、しょうゆに比べて塩分が少ないウスターソースで味付けしました。様々な香辛料や野菜，果物を使ったうまみの強いウスターソースを，最後に加えてからめることで，表面にしっかりと濃い味をつけ，薄味感をなくしました。

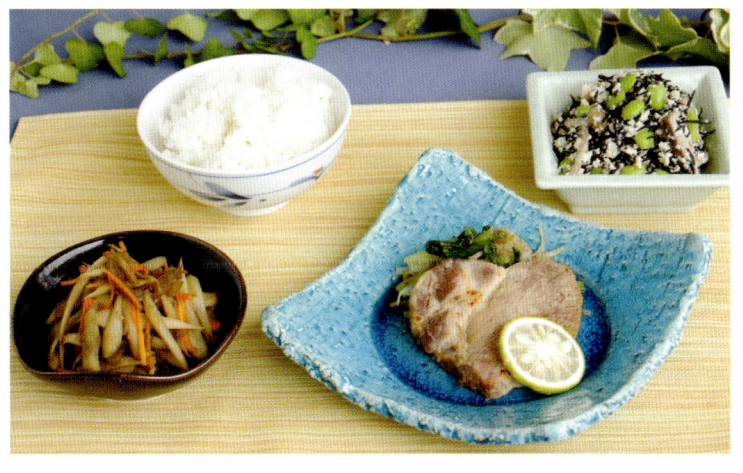

ごはん（200g）
豚肉の幽庵焼き
　小松菜ともやしのおかかあえ
ごぼうとこんにゃくのソース煮
きのことひじきの白あえ

エネルギー 772kcal，たんぱく質 32.6g，脂質 24.0g，炭水化物 102.1g，
カルシウム 254mg，鉄 4.5mg，葉酸 212μg，食物繊維 10.1g，塩分 1.9g

食材費(1人分) **525** 円

食材費(1人分) **1604** 円

1日の合計

エネルギー 2558kcal，たんぱく質 90.1g，脂質 67.7g，炭水化物 388.3g
カルシウム 1011mg，鉄 21.0mg，葉酸 815μg，食物繊維 30.3g，塩分 7.5g

ほうれん草としらすの卵焼き・レタス添え

| エネルギー | 171kcal | たんぱく質 | 12.3g | 脂質 | 12.1g | 炭水化物 | 2.2g | カルシウム | 90mg |
| 鉄 | 2.6mg | 葉酸 | 164μg | 食物繊維 | 1.7g | 塩分 | 0.6g |

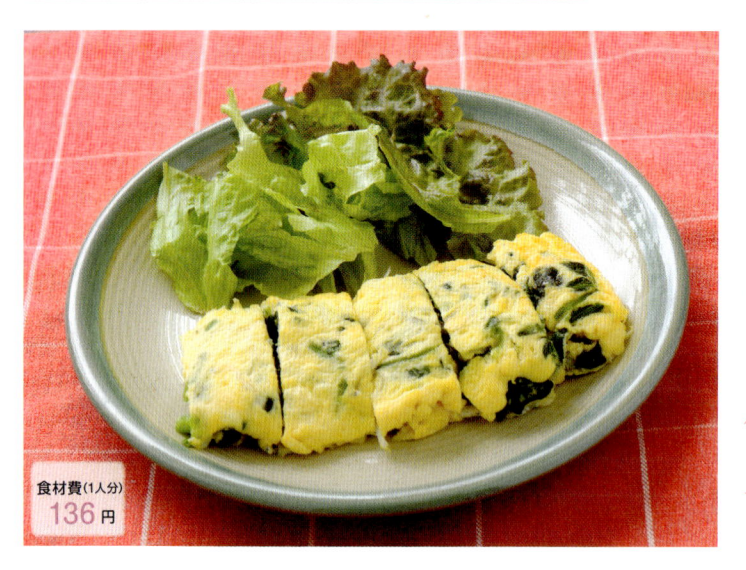

食材費(1人分) 136円

材料(2人分)
- ほうれんそう……… 1/2束(120g)
- 卵……………………… 3個(150g)
- だし汁…………………… 大さじ2(30g)
- しらす干し…… 大さじ1と1/3(8g)
- 油……………………… 小さじ2(8g)
- レタス………………… 1/3枚(10g)

作り方
1. 〈下ごしらえをする〉 ほうれんそうは2cm長さに切る。
2. 〈卵液をつくる〉 卵を割りほぐし，だし汁としらす干しを加えて混ぜる。
3. 〈焼く〉 フライパンに油を熱し，1を炒める。軽く火が通ったら2を流し込み，大きく円を描くように混ぜながら半熟状態まで火を通し，端へ寄せて形を整える。
4. 〈仕上げる〉 器に盛り，レタスを添える。

キャベツとカニかまのごま酢あえ

| エネルギー | 89kcal | たんぱく質 | 2.4g | 脂質 | 0.8g | 炭水化物 | 18.3g | カルシウム | 58mg |
| 鉄 | 0.7mg | 葉酸 | 57μg | 食物繊維 | 2.0g | 塩分 | 0.2g |

材料(2人分)
- キャベツ………………… 2枚(140g)
- きくらげ(乾)…………… 2個(2g)
- かにかまぼこ………… 2本(20g)
- A ┌ 酢……… 大さじ5と1/3(80g)
-   └ 砂糖…… 大さじ2と2/3(24g)
- 白ごま…………………… 小さじ2/3(2g)

食材費(1人分) 52円

作り方
1. 〈キャベツを加熱する〉 キャベツはざく切りにする。きくらげは戻し，細切りにする。きくらげとキャベツを耐熱容器に入れてラップをかけ，電子レンジで2分加熱する。いったん取り出して混ぜ，再度1分加熱する。蒸しあがったら冷水にとり，さっと冷まして水気をしっかり絞る。
2. 〈合わせ酢を作る〉 かにかまぼこは半分の長さに切り，ほぐす。耐熱容器にAを入れ，ラップをかけて電子レンジで30秒程度加熱して砂糖を溶かす。砂糖が溶けたら熱いうちにかにかまぼこと白ごまを入れる。
3. 〈仕上げる〉 1と2を混ぜ合わせ，冷まして味をなじませる。

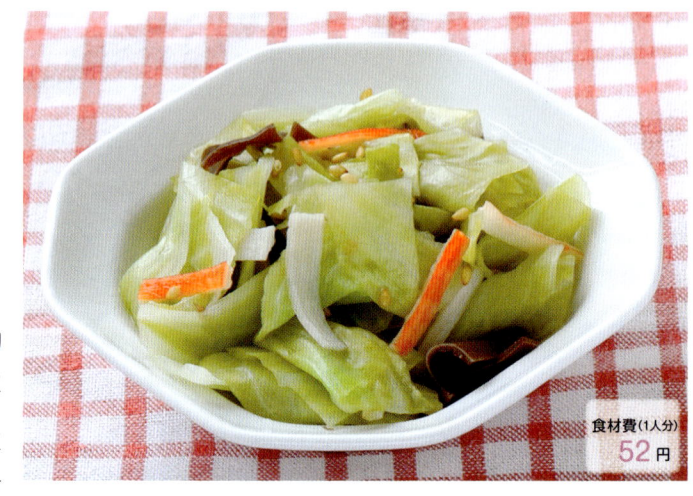

※合わせ酢は，加熱すると酸味が減ってまろやかな味になります。

あったか味噌汁

| エネルギー | 27kcal | たんぱく質 | 1.9g | 脂質 | 0.6g | 炭水化物 | 4.3g | カルシウム | 26mg |
| 鉄 | 0.4mg | 葉酸 | 31μg | 食物繊維 | 1.7g | 塩分 | 0.9g |

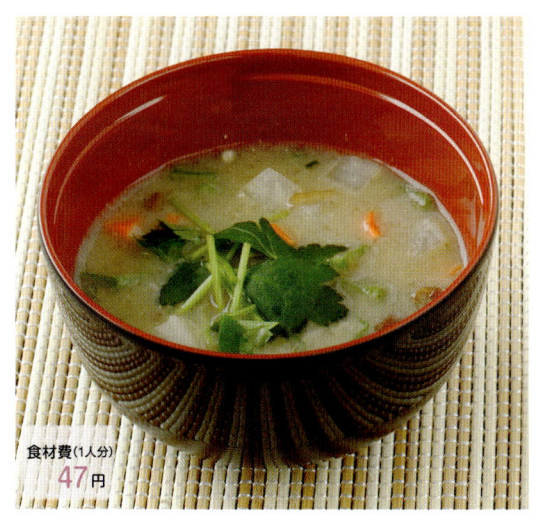

食材費(1人分) 47円

材料(2人分)
- 大根……………………… 40g
- にんじん………………… 20g
- なめこ…………………… 20g
- おくら…………………… 2本(20g)
- みつば…………………… 少々
- かつおだし… カップ1と1/5(240g)
- みそ……………………… 小さじ2(12g)
- おろししょうが………… 2g

作り方

1. 〈野菜を切る〉 大根とにんじんは1cm角の角切りにする。なめこはざるにあけ，さっと水洗いする。おくらはガクをとり，5mm厚さの輪切りにする。みつばは1cm長さに切る。

2. 〈野菜を煮る〉 鍋にかつおだしを入れ，大根とにんじんを入れて中火で加熱する。野菜が軟らかくなったらおくらとなめこを加える。

3. 〈仕上げる〉 火が通ったらみそを溶き入れ，おろししょうがを入れる。器に盛り，みつばを散らす。

※みそはお好みのみそを2種類以上混ぜると，味に深みがでて更においしくなります。

あさりとアスパラガスのペペロンチーノスパゲティ

| エネルギー | 582kcal | たんぱく質 | 21.9g | 脂質 | 10.8g | 炭水化物 | 94.3g | カルシウム | 100mg |
| 鉄 | 5.6mg | 葉酸 | 129μg | 食物繊維 | 5.0g | 塩分 | 3.0g |

材料(2人分)
- あさり(殻つき)………… 200g
- アスパラガス…………… 5本(100g)
- にんにく………………… 1かけ(5g)
- たかのつめ……………… 1本(1g)
- たまねぎ………………… 1/4個(50g)
- パセリ…………………… 1/2本分(2g)
- オリーブ油…… 大さじ1と1/3(16g)
- あさり水煮(缶)………… 100g
- スパゲティ……………… 240g
- あさり水煮缶の汁… カップ1/2(100g)
- 塩………………………… 小さじ1/3(2g)
- こしょう………………… 少々

食材費(1人分) 430円

作り方

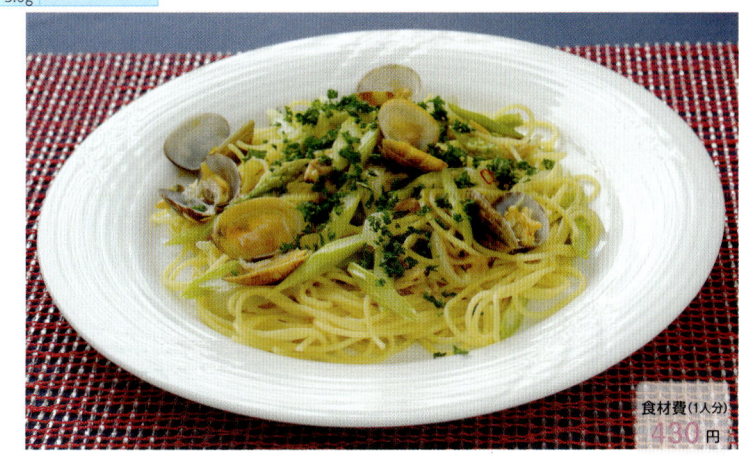

1. 〈下ごしらえをする〉 殻つきのあさりは2～3%の塩水(分量外)に浸けて砂抜きをする。アスパラガスは根元の硬い部分をピーラーでむき，斜めに薄切りにする。にんにくはみじん切り，たかのつめは種を取って輪切り，たまねぎは薄いくし切りにそれぞれ切る。パセリは細かく刻む。

2. 〈具材を炒める〉 フライパンにオリーブ油とにんにくを入れて火をつける。弱火で炒め，にんにくの香りがたったら中火にしてたまねぎを加えて炒める。たまねぎがしんなりしたら1のアスパラガスとあさり・あさり水煮を加えてふたをし，あさりの殻が開くまで蒸す。

3. 〈スパゲッティをゆでる〉 大きな鍋にたっぷりの湯を沸かし，スパゲティを時間通りにゆでる。ゆであがったらざるにあげる。

4. 〈仕上げる〉 スパゲティがゆであがる直前に2のフライパンにあさり水煮の缶汁を加える。煮あがったところへスパゲティを加えて混ぜ合わせ，汁気をスパゲティに含ませ，塩・こしょうで味をととのえる。

39

かぼちゃのサラダ

エネルギー 175kcal　たんぱく質 2.5g　脂質 8.3g　炭水化物 23.8g　カルシウム 28mg
鉄 0.8mg　葉酸 33μg　食物繊維 3.3g　塩分 0.1g

材料(2人分)
かぼちゃ……………… 1/12個(140g)
アーモンド(スライス)…………… 8g
A ┤ レーズン……… 大さじ2弱(20g)
　　マヨネーズ　大さじ1と1/3(16g)
　　酢……………………… 小さじ1(5g)
　　こしょう………………………… 少々

食材費(1人分) 100円

作り方

1. 〈下ごしらえをする〉 かぼちゃは種とわたを取り、一口大に切る。アーモンドはフライパンで乾炒りしておく。

2. 〈かぼちゃを加熱する〉 かぼちゃはさっと水にくぐらせ、耐熱容器に重ならないように並べる。ラップをかけて軟らかくなるまで電子レンジで3～4分加熱する。火が通ったら皮を取り、熱いうちにつぶして冷ます。皮は捨てずに刻んでおく。

3. 〈仕上げる〉 ボウルにAを入れて混ぜ合わせ、2とアーモンドを加えてよく混ぜ合わせる。

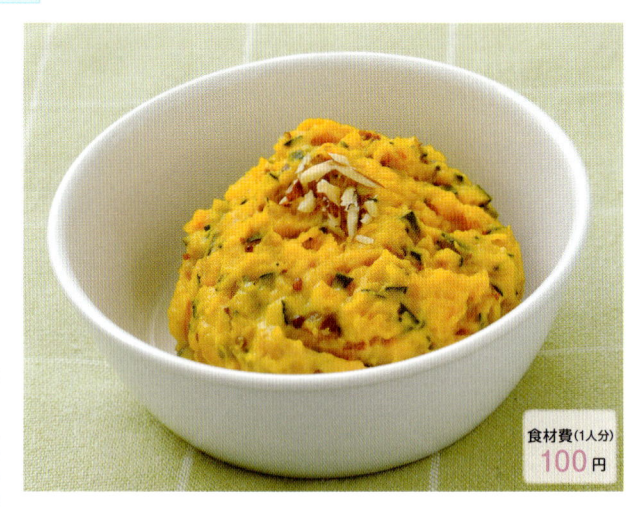

野菜たっぷりトマトスープ

エネルギー 70kcal　たんぱく質 1.9g　脂質 4.2g　炭水化物 7.1g　カルシウム 21mg
鉄 0.4mg　葉酸 34μg　食物繊維 1.7g　塩分 0.4g

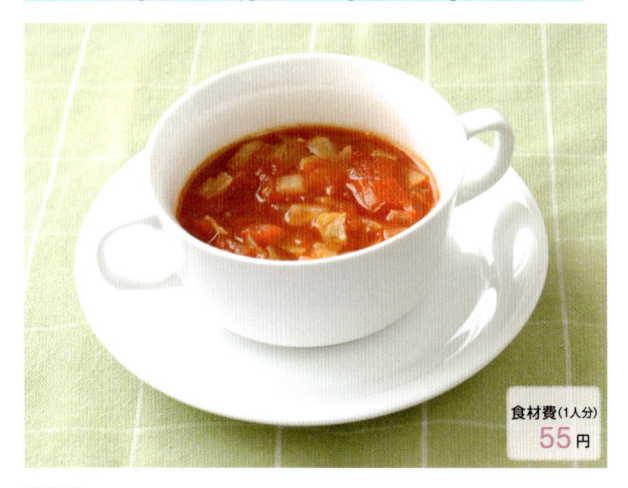

食材費(1人分) 55円

材料(2人分)
にんにく……………………………1かけ(5g)
たまねぎ………………………… 1/4個(40g)
にんじん………………………… 1/10本(20g)
キャベツ………………………… 2/3枚(40g)
ベーコン………………………… 1/2枚(10g)
オリーブ油……………………………小さじ1(4g)
水……………………………… カップ1(200g)
トマト(缶・食塩無添加)…… 1/4缶(100g)
あればローリエ……………………………1枚
A ┤ コンソメスープの素… 小さじ1/3(1g)
　　ケチャップ………… 小さじ1/2弱(2g)
　　こしょう……………………………… 少々

作り方

1. 〈下ごしらえをする〉 にんにくはみじん切りにする。たまねぎ・にんじん・キャベツは1cm角に切る。ベーコンは細く切る。

2. 〈炒める〉 鍋ににんにくとオリーブ油を入れて火をつけ、弱火で炒める。にんにくの香りがたったら野菜とベーコンを入れ、しんなりするまで炒める。

3. 〈煮る〉 野菜がしんなりしたら水とトマト(缶)を入れ、ふたをして煮る。煮立ったらローリエを加えて弱火にし、ふたをしてアクを取りながら10分程度煮込む。

4. 〈仕上げる〉 ローリエを取り出し、Aを加えて味をととのえる。

柿のヨーグルトあえ

| エネルギー | 106kcal | たんぱく質 | 3.2g | 脂質 | 2.6g | 炭水化物 | 18.8g | カルシウム | 103mg |
| 鉄 | 0.2mg | 葉酸 | 22μg | 食物繊維 | 1.2g | 塩分 | 0.1g |

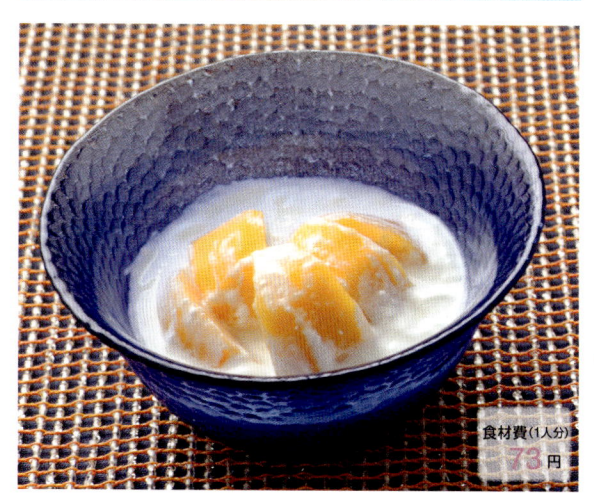

材料(2人分)

柿……………………… 1個(150g)
プレーンヨーグルト………… 160g
砂糖…………………… 小さじ2(6g)

作り方

1 〈下ごしらえをする〉
柿は適当な大きさに切る。

2 〈混ぜる〉
ヨーグルトに砂糖を入れ，1を加えて混ぜる。

食材費(1人分) 73円

豚肉の幽庵焼き・小松菜ともやしのおかかあえ

| エネルギー | 226kcal | たんぱく質 | 15.6g | 脂質 | 15.5g | 炭水化物 | 3.7g | カルシウム | 59mg |
| 鉄 | 1.5mg | 葉酸 | 45μg | 食物繊維 | 0.8g | 塩分 | 0.7g |

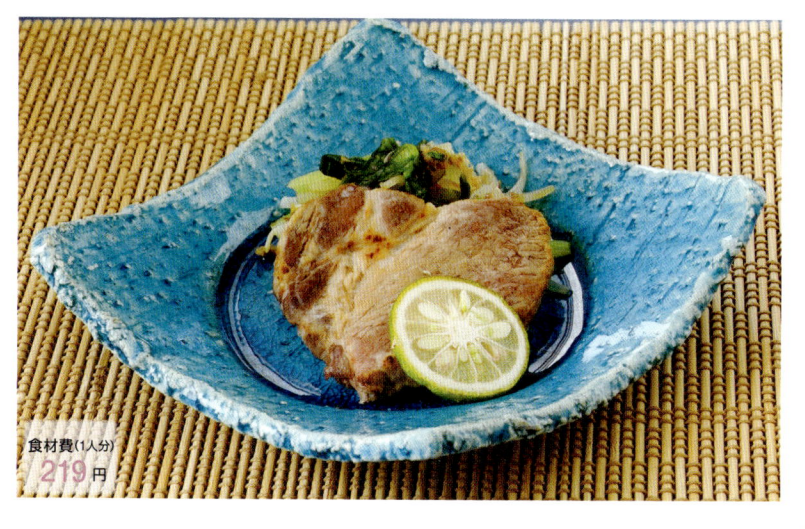

材料(2人分)

豚肩ロース肉… 80g2枚(160g)
A ┤ しょうゆ…… 小さじ1(6g)
　　 みりん……… 小さじ1(6g)
　　 ゆず果汁…… 小さじ1(5g)
ゆず………… 輪切り2枚(20g)
〈付け合わせ〉
小松菜………………… 60g
もやし………………… 40g
B ┤ しょうゆ… 小さじ1/3(2g)
　　 みりん…… 小さじ1/3(2g)
　　 かつおだし… 小さじ2(10g)
かつお節…………… 小1袋(2g)

食材費(1人分) 219円

作り方

1 〈下ごしらえをする〉 豚肩ロース肉は筋を切る。付け合わせの小松菜は3～4cm長さに切る。

2 〈豚肉を焼く〉 ポリ袋にAを入れ，豚肉を入れる。極力空気を抜いて袋の口を閉め，1～2時間程度漬け込む。魚焼きグリルを予熱し，漬け込んだ豚肉を焼く。途中でひっくり返して焦がさないように両面を10～15分程度焼く。

3 〈付け合わせを作る〉 鍋に湯を沸かし，1の小松菜ともやしを入れてゆでる。ゆであがったらざるにとって冷まし，水気を固く絞ってBとかつお節を加え混ぜ合わせる。

4 〈仕上げる〉 器に3を盛り，2を盛る。豚肉の上に輪切りにしたゆずを1枚添える。

11

ごぼうとこんにゃくのソース煮

| エネルギー | 54kcal | たんぱく質 | 1.2g | 脂質 | 0.6g | 炭水化物 | 11.6g | カルシウム | 40mg |
| 鉄 | 0.5mg | 葉酸 | 38μg | 食物繊維 | 3.7g | 塩分 | 0.4g |

材料(2人分)
- ごぼう……………………… 1/2本(100g)
- こんにゃく……………………… 30g
- にんじん……………………… 30g
- にんにく……………………… 少々
- しょうが……………………… 少々
- ごま油……………………… 小さじ1/4(1g)
- だし汁……………………… 大さじ2(30g)
- A { ウスターソース… 小さじ1と1/3(8g)
     みりん……………… 小さじ2/3(4g)

作り方

1 〈下ごしらえをする〉 ごぼうはささがきにし，水にさらしてアクを抜く。こんにゃくとにんじんはせん切りにする。にんにく・しょうがはみじん切りにする。

2 〈煮る〉 鍋にごま油を入れて熱し，にんにくとしょうがを炒め，香りがたったら野菜を炒める。野菜に油がなじんだらだし汁を入れ，ふたをして弱火で5分程度煮る。

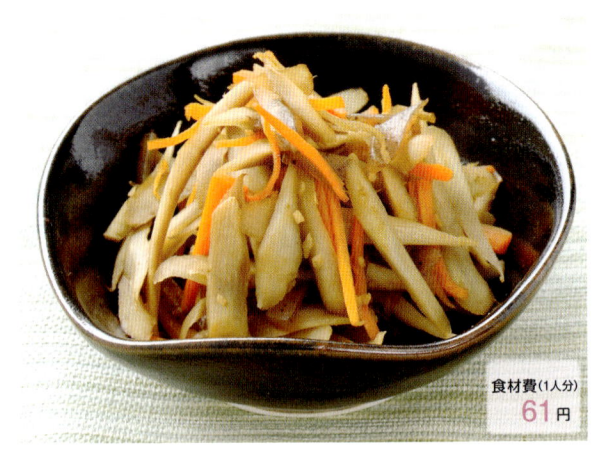

3 〈仕上げる〉 5分たったらAを入れ，汁気がなくなるまで煮詰める。

食材費(1人分) 61円

きのことひじきの白あえ

| エネルギー | 156kcal | たんぱく質 | 10.8g | 脂質 | 7.3g | 炭水化物 | 12.7g | カルシウム | 150mg |
| 鉄 | 2.3mg | 葉酸 | 123μg | 食物繊維 | 4.9g | 塩分 | 0.9g |

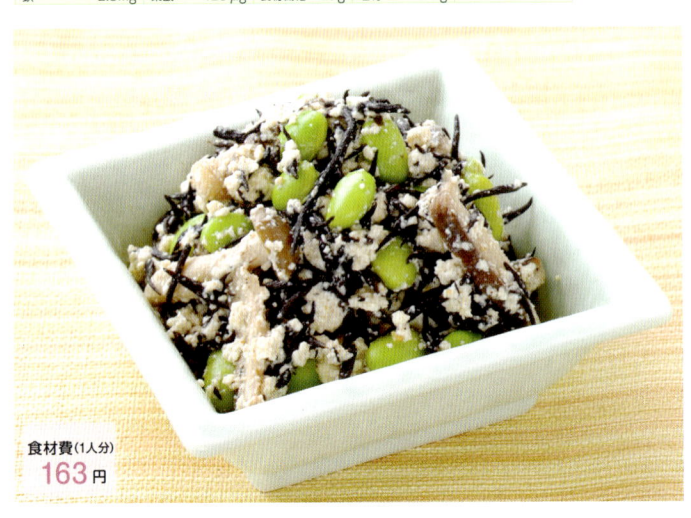

食材費(1人分) 163円

材料(2人分)
- 木綿豆腐……………………… 1/2丁(150g)
- ひじき(乾)………… 大さじ2/3強(4g)
- 干ししいたけ……………………2個(5g)
- しめじ……………………… 15g
- 枝豆(さやつき)……………………… 110g
- しいたけのもどし汁 1/3カップ弱(60g)
- A { 酒……………………… 大さじ1(15g)
     うすくちしょうゆ… 小さじ2/3(4g)
- 白ごま……………………… 大さじ2/3強(7g)
- 砂糖……………………… 小さじ1と1/3(4g)
- 白みそ……………………… 小さじ2(12g)

作り方

1 〈下ごしらえをする〉 豆腐はキッチンペーパーで包み，電子レンジで2分程度加熱し，水をきる。ひじきは水で戻し，ざるにあげておく。干ししいたけは戻して固く絞る。軸を取り，薄切りにする。しめじは石づきを取ってほぐす。枝豆はさっとゆで，さやから取り出しておく。

2 〈具材を煮る〉 鍋にしいたけの戻し汁としいたけを入れてひと煮立ちさせる。Aとひじき・しめじを加え，ふたをして汁気がなくなるまで煮て冷ます。

3 〈和え衣を作る〉 すりばちに白ごまと砂糖を入れ，すり合わせる。白みそを加えてすり合わせ，豆腐をくずしながら加えて，なめらかになるまでよくすり合わせる。

4 〈仕上げる〉 3に2とゆでた枝豆を入れて混ぜる。

鉄分補給に役立つ市販の鉄強化食品

妊娠期の鉄摂取目標量は8.5～21.5mgでとても多く，食品のみからの摂取は難しくなってきます。
市販されている鉄強化食品などを上手に組み合わせて，鉄不足を予防しましょう。

※写真横の赤数字は鉄含有量

牛乳

普通牛乳コップ1杯(200g)
エネルギー 134kcal，たんぱく質 6.6g，脂質 7.6g
カルシウム 220mg，鉄 0.04mg

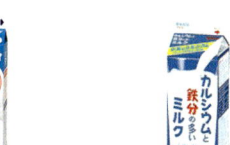

3.8 mg
明治
明治ミルク ラブ
(200gあたり)
エネルギー 90kcal
たんぱく質 5.8g
脂　質 2.4g
カルシウム 350mg

4.1 mg
グリコ
カルシウムと鉄分の
多いミルク
(200gあたり)
エネルギー 101kcal
たんぱく質 6.2g
脂　質 3.4g
カルシウム 359mg

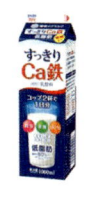

3.4 mg
雪印メグミルク
すっきりCa鉄
(200gあたり)
エネルギー 74kcal
たんぱく質 6.0g
脂　質 1.2g
カルシウム 340mg

チーズ

プロセスチーズ1かけ(15g)
エネルギー 51kcal，たんぱく質 3.4g，脂質 3.9g
カルシウム 95mg，鉄 0.05mg

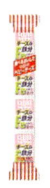

1.9 mg
六甲バター
Q・B・B チーズで鉄分
ベビー4個(60g)
(1個15gあたり)
エネルギー 50kcal
たんぱく質 3.1g
脂　質 4.1g
カルシウム 87mg

1.1 mg
六甲バター
Q・B・B
徳用キャンディーチーズ
鉄分入り130g
(3粒15gあたり)
エネルギー 52kcal
たんぱく質 3.2g
脂　質 4.4g
カルシウム 92mg

ヨーグルト

プレーンヨーグルト(70g)
エネルギー 43kcal，たんぱく質 2.5g，脂質 2.1g，
カルシウム 84mg，鉄 0.0mg

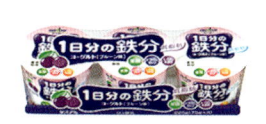

6.8 mg
オハヨー乳業
1日分の鉄分
ヨーグルト
(1個75gあたり)
エネルギー 59kcal
たんぱく質 2.9g
脂　質 0.8g
カルシウム 85mg

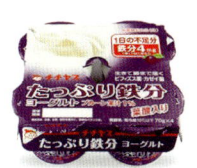

4.0 mg
チチヤス
たっぷり鉄分
ヨーグルト
(1個70gあたり)
エネルギー 48kcal
たんぱく質 2.2g
脂　質 0.7g
カルシウム 67mg

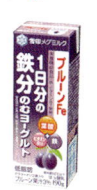

6.8 mg
雪印メグミルク
プルーンFe
1日分の鉄分
のむヨーグルト
(1本190gあたり)
エネルギー 131kcal
たんぱく質 5.7g
脂　質 1.7g
カルシウム 190mg

シリアル

コーンフレーク1食分(50g)
エネルギー 191kcal，たんぱく質 3.9g，脂質 0.9g
カルシウム 0.5mg，鉄 0.5mg

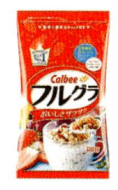

5.0 mg
カルビー
フルグラ
(1食50gあたり)
エネルギー 221kcal
たんぱく質 3.6g
脂　質 7.9g
カルシウム 17mg

菓子類

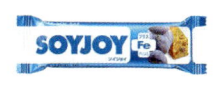

5.0 mg
大塚製薬
SOYJOY プルーン
Feプラス
(1本30gあたり)
エネルギー 131kcal
たんぱく質 4.4g
脂　質 6.5g
カルシウム 未測定

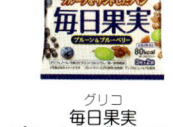

1.2 mg
グリコ
毎日果実
プルーン＆ブルーベリー
(1袋3枚22.5gあたり)
エネルギー 80kcal
たんぱく質 1.2g
脂　質 0.8g
カルシウム 114mg

飲料

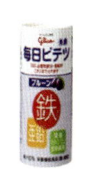

7.5 mg
アイクレオ
毎日ビテツ
(プルーン)
(1本125mlあたり)
エネルギー 50kcal
たんぱく質 0g
脂　質 0g
カルシウム 200mg

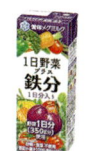

6.8 mg
雪印メグミルク
鉄分1日
野菜プラス
(1本200mlあたり)
エネルギー 67kcal
たんぱく質 0.4g
脂　質 0.2g
カルシウム 33mg

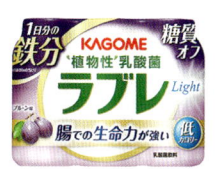

7.5 mg
カゴメ
植物性乳酸菌ラブレLight
1日分の鉄分
(1本80mlあたり)
エネルギー 9kcal
たんぱく質 0.4g
脂　質 0.2g
カルシウム 9.8mg

0.8～2.5 mg
カゴメ
野菜一日これ一本
超濃縮鉄分
(1本125mlあたり)
エネルギー 64kcal
たんぱく質 2.1g
脂　質 0g
カルシウム 27mg

(栄養成分について：牛乳・チーズ・プレーンヨーグルト・コーンフレークは文部科学省日本食品標準成分表2016年度版(七訂)より抜粋。商品については栄養成分表示より抜粋。)

コラム8　海藻とヨウ素

■ヨウ素（ヨード）とは

　ヨウ素は昆布やひじきなどの海藻類に多く含まれ，なかでも昆布は群を抜いています。また，昆布からとるだし汁にも溶けだしたヨウ素が多く含まれています。

　ヨウ素は甲状腺ホルモンを作るための材料で，体にとってなくてはならないミネラルです。体内に存在するヨウ素の70～80%は甲状腺ホルモンとして甲状腺に存在します。甲状腺ホルモンは，エネルギー代謝を亢進させたり，生殖・成長・発達・胎児発育を促進させる働きがあります。このヨウ素が不足すると甲状腺機能が低下し，体力低下，成長障害，脱毛，皮膚異常などさまざまな症状があらわれます。
逆に，日常的にヨウ素を過剰に摂取しすぎた場合にも甲状腺機能に障害をうける可能性があります。特に妊娠中のヨウ素の過剰摂取が原因で，胎児に甲状腺機能低下や甲状腺腫が生じるという報告があり，注意が必要です。

　日本人のヨウ素摂取基準値を表1に示します。
日本人は昆布を摂取する食習慣があるので，ヨウ素が欠乏することはほとんどありません。ひじきやわかめなど昆布を除く海藻類は，煮物や酢の物など普段の食事から摂取する量では過剰摂取になることはありません（表2）。海藻にはカルシウム，カリウム，鉄分など体に必要なミネラルを豊富に含んでいるため昆布を除く海藻類は普段から摂取してもらいたい食材です。

　しかし，最近では市販の昆布だしや，うどんスープの素，カップ麺など原材料に昆布粉末や昆布エキスなどの昆布由来の食材が使われていて，知らず知らずにヨウ素を過剰に摂取してしまう可能性があります。使用前には原材料の表示を確認して過剰にならないようにしましょう。

　昔から，昆布やわかめ，ヒジキなどの海藻を食べると「髪の毛が黒くなる」「髪の毛が生える」と言われるのは，海藻の外観から連想された迷信で，医学的根拠はありません。

表1 ヨウ素摂取基準（μg/日）

年齢別	男性 推奨量	男性 耐容上限量	女性 推奨量	女性 耐容上限量
0〜5か月	−	250	−	250
6〜11か月	−	250	−	250
1〜2歳	50	250	50	250
3〜5歳	60	350	60	350
6〜7歳	75	500	75	500
8〜9歳	90	500	90	500
10〜11歳	110	500	110	500
12〜14歳	140	1200	140	1200
15〜17歳	140	2000	140	2000
18〜29歳	130	3000	130	3000
30〜49歳	130	3000	130	3000
妊婦（付加量）			+110	2000
授乳婦（付加量）			+140	

（日本人の食事摂取基準（2015年版））

表2 ヨウ素含有量の多い食材

分類	食材	100gあたりヨウ素量（μg）	常用量	常用量ヨウ素含有量（μg）
海草類	焼きのり	2100	巻きずしサイズ1枚（3g）	63
海草類	まこんぶ（乾）	200000	5cm角（5g）	10000
海草類	こんぶつくだ煮	11000	大さじ1（15g）	1650
海草類	ところてん	240	1人前（100g）	240
海草類	ひじき（ステンレス釜）	45000	1人前（5g）	2250
海草類	わかめ（生）	1600	1人前（30g）	480
海草類	カットわかめ	8500	小さじ1（1g）	85
海草類	めかぶわかめ	390	1人前（40g）	156
だし	昆布だし	5400	大さじ1（15g）	810
だし	液体つゆ濃縮2倍（市販）	1300	大さじ1（15g）	195
だし	顆粒昆布だし（市販）	13000	1人分（0.5〜1g）	130
だし	顆粒かつおと昆布の合わせだし（市販）	2000	汁物1杯（1g）	20

（文部科学省：日本食品標準成分表2015年版（七訂）。商品については栄養成分表示より抜粋）

主菜料理献立あれこれ

レバーハンバーグ
にんじんのグラッセとアスパラガス

| エネルギー 249kcal | たんぱく質 15.5g | 脂質 13.1g | 炭水化物 16.0g | カルシウム 46mg |
| 鉄 3.6mg | 葉酸 323μg | 食物繊維 2.0g | 塩分 1.1g | |

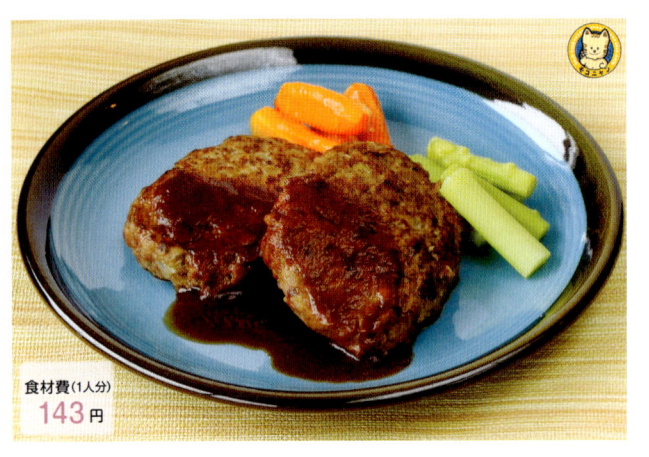

食材費(1人分) 143円

材料(2人分)

鶏レバー ……………………… 1個(40g)
たまねぎ ……………………… 1/3個(60g)
A ┌ 牛ミンチ ……………………… 80g
　├ パン粉 ……………………… 20g
　├ 牛乳 ……………… 大さじ1と1/3(20g)
　├ 卵 ……………………… 1/2個強(30g)
　└ こしょう ……………………… 少々
油 ……………………… 小さじ1/4(1g)
〈付け合わせ〉
にんじん ……………………… 1/4本(50g)
B ┌ 水 ……………………… カップ1/4(50g)
　├ バター ……………… 小さじ1/2(2g)
　└ 塩 ……………………… 少々
アスパラガス ……………………… 2本(40g)
〈ソース〉
C ┌ ケチャップ ……… 大さじ1弱(14g)
　├ ウスターソース ……… 小さじ2弱(10g)
　└ 水 ……………………… 小さじ4(20g)

作り方

1. 〈下ごしらえをする〉 鶏レバーは余分な脂肪を除き，大きいものは適当な大きさに切って，血の塊ががあれば取り除く。水に15～20分さらしてゆでる。ゆでた鶏レバーをフードプロセッサーにかける(または包丁で細かく刻む)。たまねぎはみじん切りにして耐熱容器に入れ，ラップをかけて透き通るくらいまで1～1分30秒程度電子レンジにかける。
2. 〈肉だねをつくる〉 ボウルに1とAを入れて混ぜる。4等分にして丸形にする。
3. 〈付け合わせをつくる〉 にんじんはシャトー切りにして鍋に入れ，Bを加えて軟らかくなるまで煮る。アスパラガスはゆでて3cm長さに切る。
4. 〈焼く〉 フライパンに油を熱し，2を並べて入れる。焼き色がついたら裏返し，ふたをして火が通るまで焼く。
5. 〈ソースをつくる〉 鍋にCを入れて混ぜ，火にかけて温める。
6. 〈盛りつける〉 器に3，4の順に盛り，5をかける。

ちり蒸し

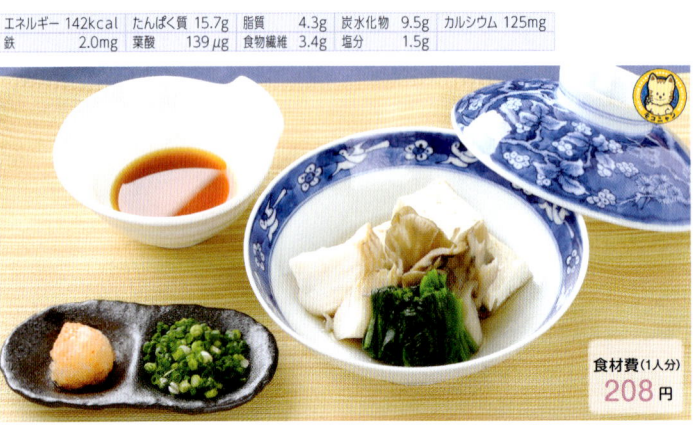

| エネルギー 142kcal | たんぱく質 15.7g | 脂質 4.3g | 炭水化物 9.5g | カルシウム 125mg |
| 鉄 2.0mg | 葉酸 139μg | 食物繊維 3.4g | 塩分 1.5g | |

食材費(1人分) 208円

材料(2人分)

たら ……………………… 1切れ(80g)
塩 ……………………… 少々
酒 ……………………… 小さじ1弱(4g)
木綿豆腐 ……………………… 1/2丁(180g)
まいたけ ……………………… 80g
ほうれんそう ……………………… 80g
昆布 ……………………… 10cm角(4g)
酒 ……………… 大さじ1と1/3(20g)
青ねぎ ……………………… 10g
A ┌ 大根 ……………………… 2cm(50g)
　└ 粉とうがらし ……………………… 少々
B ┌ レモン汁 ……………… カップ1/4(50g)
　├ しょうゆ ……… 小さじ2と2/3(16g)
　└ だし汁 ……………… 大さじ2(30g)

作り方

1. 〈下ごしらえをする〉 たらは半分に切って塩・酒をふってしばらくおき，熱湯にくぐらせて氷水にとって水気をふく。豆腐は水気をきって，8等分に切る。まいたけは小房に分ける。ほうれんそうはゆでて冷水にとり，水気を絞って3cm長さに切る。昆布は水にくぐらせて水気をふく。
2. 〈蒸す〉 耐熱容器に昆布を敷き，たら・豆腐・まいたけをのせて酒をふる。蒸気のあがった蒸し器に入れて10分程度蒸す。
3. 〈薬味をつくる〉 青ねぎは小口切りにする。Aの大根をすりおろして軽く水気をきり，粉とうがらしを加えて混ぜる。(紅葉おろし)
4. 〈ポン酢しょうゆをつくる〉 鍋にBを入れて火にかけ，ひと煮立ちしたら火を止める。鍋底に氷水をあてて冷やす。
5. 〈盛りつける〉 器に2を盛り，蒸し汁を適量かけてほうれんそうを添える。青ねぎ・紅葉おろしは薬味皿に天盛りにし，ポン酢しょうゆを添える。

※ポン酢しょうゆは前日につくっておくと，酸味が柔らいでまろやかな味になります。

主菜料理献立あれこれ

厚揚げえびきのこあんかけ

| エネルギー | 255kcal | たんぱく質 | 19.7g | 脂質 | 15.3g | 炭水化物 | 8.8g | カルシウム | 327mg |
| 鉄 | 3.5mg | 葉酸 | 42μg | 食物繊維 | 1.5g | 塩分 | 1.4g |

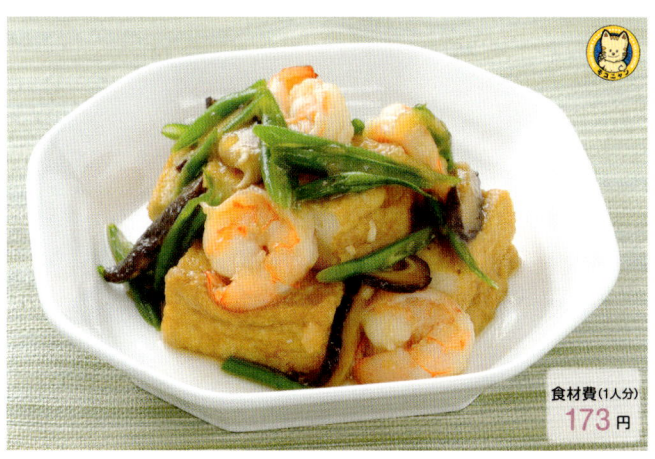

食材費(1人分) 173円

材料(2人分)
- 厚揚げ……………………………… 250g
- 干ししいたけ………………… 1個(2g)
- むきえび…………………………… 60g
- A ┌ 酒……………………… 小さじ1弱(4g)
  └ 片栗粉………………… 小さじ2/3(2g)
- しょうが………………………… 1/2かけ(2g)
- さやいんげん……………………… 20g
- B ┌ 砂糖…………………… 小さじ2(6g)
  │ 塩…………………… 小さじ1/10(0.6g)
  │ しょうゆ……… 小さじ1と1/3(8g)
  │ コンソメスープの素… 小さじ2/3(2g)
  └ 水……………………… 大さじ4(60g)
- 油……………………………… 小さじ1/2(2g)
- 〈水溶き片栗粉〉
  ┌ 片栗粉………… 小さじ1と1/3(4g)
  └ 水……………………… 大さじ1(15g)

作り方
1. 〈下ごしらえをする〉 厚揚げは熱湯でゆでて油抜きをして4cm角に切る。干ししいたけは戻して薄切りにする。むきえびは背ワタをとってAの酒をふり、片栗粉をまぶす。しょうがはみじん切りにする。さやいんげんはゆでて、薄い斜め切りにする。
2. 〈えびを炒める〉 フライパンに油を熱し、しょうがを入れて炒める。香りがたったらむきえびを加えて炒める。
3. 〈煮る〉 鍋にBを入れて火にかけ、煮たったら、厚揚げとしいたけを入れて10分程度煮る。2を入れ、再び煮立ったら水溶き片栗粉を加えてとろみをつけ、さやいんげんを加えて火を止める。

あさり卵焼き

| エネルギー | 122kcal | たんぱく質 | 8.0g | 脂質 | 8.3g | 炭水化物 | 2.6g | カルシウム | 55mg |
| 鉄 | 1.8mg | 葉酸 | 52μg | 食物繊維 | 0.8g | 塩分 | 1.1g |

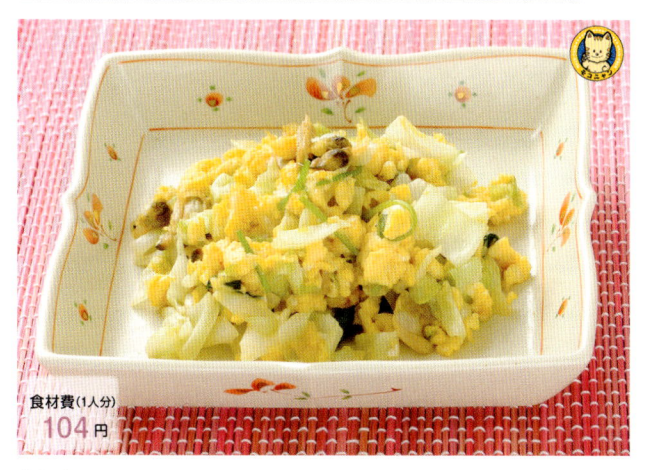

食材費(1人分) 104円

材料(2人分)
- あさり(むき身)……………………… 40g
- キャベツ………………………… 1枚(60g)
- みつば……………………………… 20g
- 油……………………………… 小さじ1/2(2g)
- A ┌ しょうがの搾り汁… 小さじ1/4(1g)
  │ うすくちしょうゆ … 小さじ1(6g)
  └ 酒…………………… 小さじ1弱(4g)
- 卵………………………………… 2個(100g)
- 油…………………………………小さじ1(4g)

作り方
1. 〈下ごしらえをする〉 あさりは水洗いして水気をきる。キャベツは1cm角に切る。みつばは1〜2cm長さに切る。
2. 〈具を炒める〉 フライパンに油を熱し、あさりとキャベツを炒める。Aを加えて混ぜ、取り出して冷ましておく。
3. 〈卵焼きをつくる〉 卵を溶きほぐし、2とみつばを加える。フライパンに油を熱し、卵液を流し入れて大きく混ぜながら火を通す。

副菜料理献立あれこれ

レバーと小松菜の炒めもの

| エネルギー | 49kcal | たんぱく質 | 5.0g | 脂質 | 1.7g | 炭水化物 | 2.9g | カルシウム | 104mg |
| 鉄 | 3.6mg | 葉酸 | 327μg | 食物繊維 | 1.2g | 塩分 | 0.6g | | |

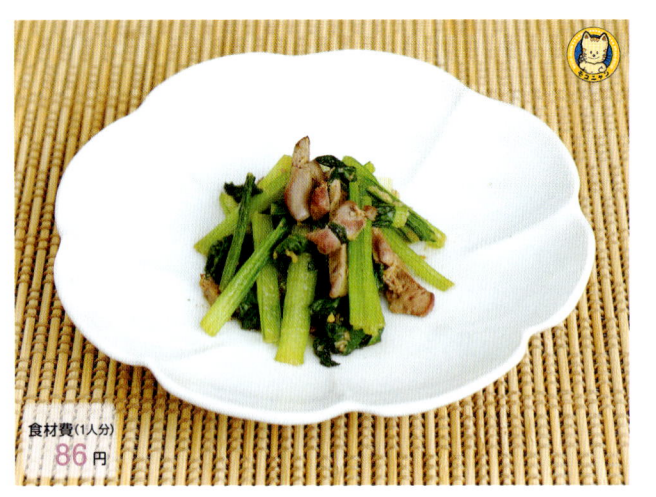

材料(2人分)

- 鶏レバー……………………… 1個(40g)
- しょうが……………………… 1/2かけ(2g)
- A ┌ しょうゆ……………… 小さじ1/3(2g)
  └ 酒…………………… 小さじ1/2弱(2g)
- 小松菜………………………………120g
- ごま油………………………… 小さじ1/2(2g)
- B ┌ しょうゆ……………… 小さじ1(6g)
  └ みりん……………… 小さじ2/3(4g)

食材費(1人分) 86円

作り方

1. 〈下ごしらえをする〉 鶏レバーは太めのせん切りにし，水にさらして水気をふく。すりおろしたしょうがとAを加え，鶏レバーに下味をつける。小松菜は3～4cm長さに切り，ゆでてざるにあげて水気を絞る。
2. 〈炒める〉 フライパンにごま油を熱し，鶏レバーを炒める。鶏レバーの色が変わったら小松菜を入れて炒め，Bを加える。

菜の花ときのこのからしあえ

| エネルギー | 25kcal | たんぱく質 | 2.7g | 脂質 | 0.4g | 炭水化物 | 4.7g | カルシウム | 67mg |
| 鉄 | 1.3mg | 葉酸 | 146μg | 食物繊維 | 2.5g | 塩分 | 0.8g | | |

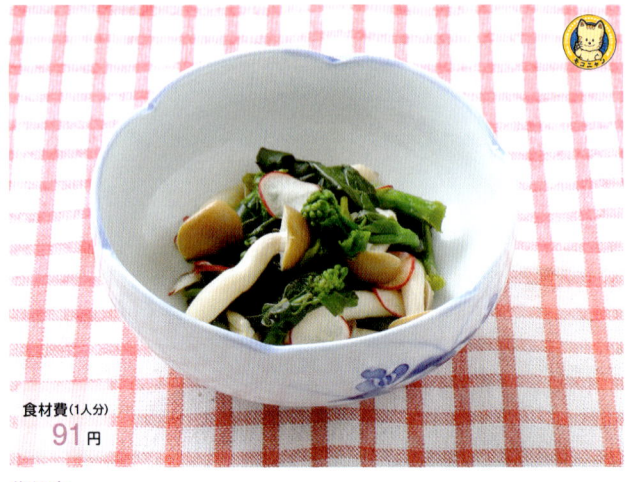

材料(2人分)

- 菜の花………………………………80g
- しめじ………………………………40g
- ラディッシュ………………… 1個(10g)
- A ┌ レモン汁……………… 小さじ2(10g)
  │ 塩……………………………少々
  └ 酒…………………… 小さじ1/2弱(2g)
- うすくちしょうゆ… 小さじ1と1/3(8g)
- 練りからし…………… 小さじ1/2弱(2g)

食材費(1人分) 91円

作り方

1. 〈下ごしらえをする〉 菜の花は2～3cm長さに切る。しめじは石づきを取り，小房に分ける。ラディッシュは薄い輪切りにする。
2. 〈ゆでる〉 菜の花は熱湯でさっとゆで，水気をしっかり絞る。しめじはAをふり，ラップをして電子レンジに30秒程度かける。
3. 〈混ぜる〉 2とラディッシュを合わせ，うすくちしょうゆと練りからしを加えて混ぜる。

副菜料理献立あれこれ

大根おろしみつばレモン酢あえ

エネルギー	29kcal	たんぱく質	0.5g	脂質	0.1g	炭水化物	7.0g	カルシウム	22mg
鉄	0.2mg	葉酸	33μg	食物繊維	1.4g	塩分	0.5g		

食材費(1人分) **79円**

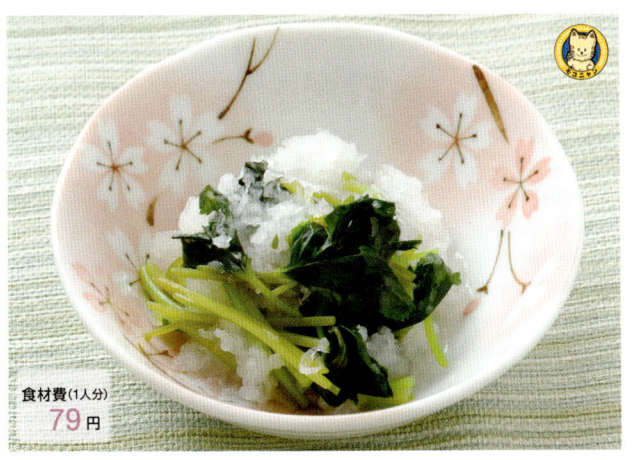

材料(2人分)
- 大根……………………5cm(140g)
- みつば……………………40g
- A ┌ 砂糖……………………小さじ2(6g)
　　├ レモン汁…………小さじ2弱(8g)
　　└ 塩………………小さじ1/6(1g)

作り方
1. 〈下ごしらえをする〉 大根はすりおろして軽く水気をきる。みつばはゆでて3cm長さに切る。
2. 〈混ぜる〉 すりおろした大根にAを加えて混ぜ，みつばを入れて混ぜる。

いかサラダ

エネルギー	60kcal	たんぱく質	3.7g	脂質	3.1g	炭水化物	4.4g	カルシウム	19mg
鉄	0.3mg	葉酸	32μg	食物繊維	1.0g	塩分	0.6g		

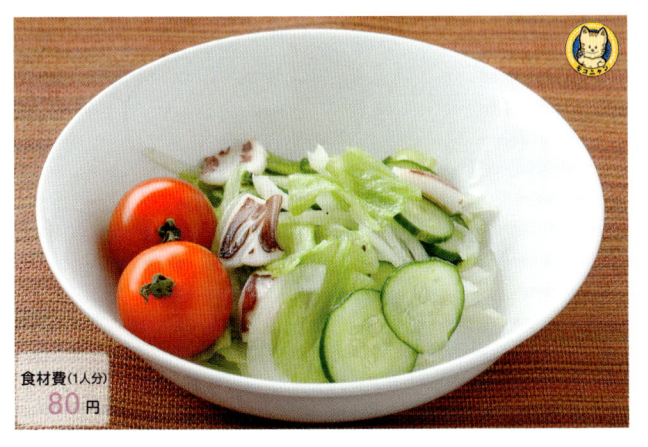

食材費(1人分) **80円**

材料(2人分)
- いか……………………40g
- たまねぎ…………………20g
- きゅうり…………………40g
- レタス……………………40g
- A ┌ 酢……………小さじ1と1/2強(8g)
　　├ 塩………………小さじ1/6(1g)
　　├ こしょう………………少々
　　└ 油……………小さじ1と1/2(6g)
- ミニトマト……………4個(60g)

作り方
1. 〈下ごしらえをする〉 いかは片面に格子状に切り目を入れて一口大に切り，ゆでる。たまねぎは薄切りにして水にさらし，水気をきる。きゅうりは薄い輪切りにする。レタスは一口大にちぎる。
2. 〈ドレッシングをつくる〉 ボウルにAの酢・塩・こしょうを入れ，油を少しずつ加えながら混ぜる。
3. 〈仕上げる〉 2に1を加えて混ぜる。器に盛り，ミニトマトを添える。

副菜料理献立あれこれ

あさり春雨ごまマヨサラダ

| エネルギー 111kcal | たんぱく質 2.6g | 脂質 6.5g | 炭水化物 10.6g | カルシウム 45mg |
| 鉄 1.5mg | 葉酸 24μg | 食物繊維 1.0g | 塩分 1.2g | |

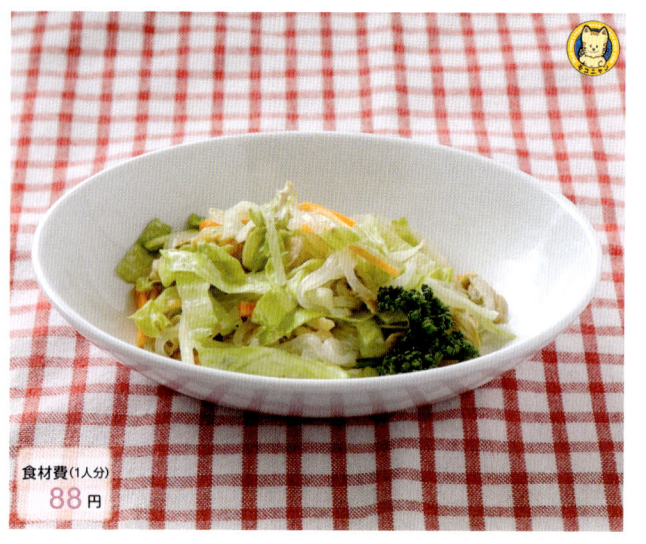

食材費(1人分) 88円

材料(2人分)
- あさり(むき身)‥‥‥‥‥‥‥‥ 60g
- 春雨(乾)‥‥‥‥‥‥‥‥‥‥‥ 20g
- にんじん‥‥‥‥‥‥‥‥‥‥‥ 14g
- レタス‥‥‥‥‥‥‥‥‥‥‥‥ 40g
- 白ごま‥‥‥‥‥‥‥‥ 小さじ2/3(2g)
- A ┌ マヨネーズ ‥ 大さじ1と1/3(16g)
　　│ うすくちしょうゆ‥ 小さじ2/3(4g)
　　└ 酢 ‥‥‥‥‥‥‥ 小さじ1/2弱(2g)
- パセリ‥‥‥‥‥‥‥‥‥‥‥‥ 2g

作り方
1. 〈下ごしらえをする〉 あさりは水洗いして，湯通しする。春雨はぬるま湯に浸けて戻し，3～4cm長さに切ってゆでる。にんじんは3～4cm長さのせん切りにしてゆでる。レタスはせん切りにする。
2. 〈ドレッシングをつくる〉 白ごまをすりばちに入れてすり，Aを加えて混ぜる。
3. 〈仕上げる〉 2に1を入れて混ぜる。器に盛り，パセリを添える。

さつまいものレーズンレモン煮

| エネルギー 131kcal | たんぱく質 1.0g | 脂質 0.2g | 炭水化物 32.0g | カルシウム 32mg |
| 鉄 0.5mg | 葉酸 36μg | 食物繊維 2.0g | 塩分 0.0g | |

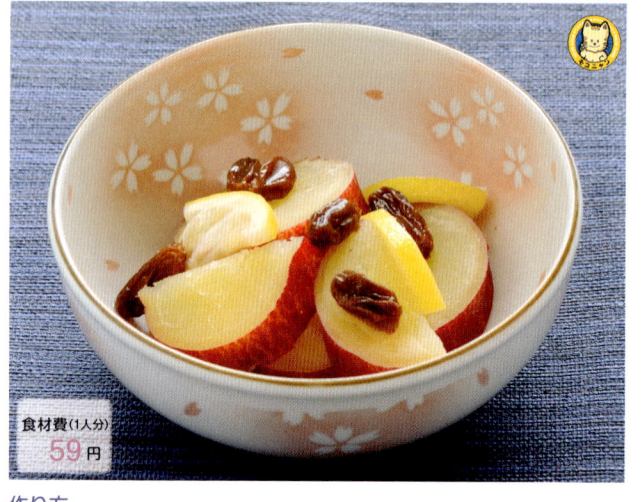

食材費(1人分) 59円

材料(2人分)
- さつまいも‥‥‥‥‥‥‥‥‥‥ 140g
- レモン‥‥‥‥‥‥ スライス1枚(10g)
- レーズン‥‥‥‥‥‥ 大さじ1弱(10g)
- 砂糖‥‥‥‥ 大さじ1と小さじ1/3(10g)

作り方
1. 〈下ごしらえをする〉 さつまいもは皮つきのまま1.5cm厚さの半月切りにする（さつまいもが大きい場合はいちょう切りにする）。レモンはいちょう切りにする。
2. 〈煮る〉 鍋に1を入れ，ひたひたになる程度に水を入れる。砂糖を加えてさつまいもが軟らかくなるまで煮崩れないよう，中火で煮る。
3. 〈盛り付ける〉 さつまいもが軟らかくなったら火を止める。

副菜料理献立あれこれ

ひじきとれんこんの炒め煮

エネルギー	38kcal	たんぱく質	1.0g	脂質	0.6g	炭水化物	8.8g	カルシウム	46mg
鉄	0.4mg	葉酸	8μg	食物繊維	2.5g	塩分	0.7g		

食材費(1人分) 56円

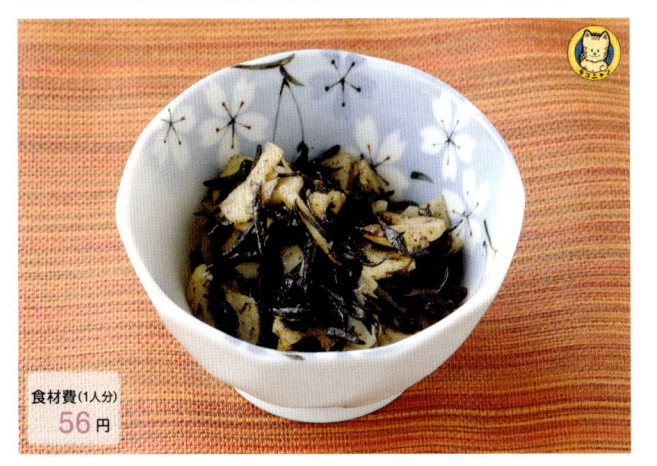

材料(2人分)
- ひじき(乾)……………… 大さじ1と1/3(8g)
- れんこん…………………… 1/4節(40g)
- 油………………………… 小さじ1/4(1g)
- A
  - 砂糖 ……………… 小さじ2(6g)
  - しょうゆ ………… 小さじ1(6g)
  - だし汁 ……… 大さじ2と2/3(40g)

作り方
1. 〈下ごしらえをする〉 ひじきは水で戻し，熱湯でゆでてざるにあげる。れんこんは薄いいちょう切りにして酢水(分量外)にさらし，水気をきる。
2. 〈炒める〉 鍋に油を熱し，ひじきを入れて炒める。ひじきに油がなじんだられんこんとAを加え，煮汁がなくなるまで煮る。

筑前煮

エネルギー	47kcal	たんぱく質	1.5g	脂質	0.6g	炭水化物	9.5g	カルシウム	46mg
鉄	0.6mg	葉酸	24μg	食物繊維	3.0g	塩分	0.9g		

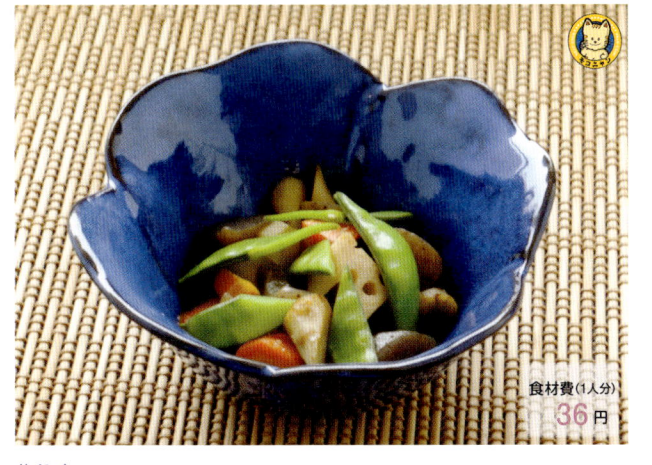

材料(2人分)
- こんにゃく………………… 1/3枚(80g)
- れんこん…………………… 1/6節(30g)
- ごぼう……………………… 1/6本(30g)
- にんじん…………………… 1/6本(30g)
- きぬさや…………………… 6枚(16g)
- 油………………………… 小さじ1/4(1g)
- かつおだし………… カップ1/2弱(90g)
- A
  - うすくちしょうゆ
    ………… 小さじ1と2/3(10g)
  - みりん ……………… 小さじ1(6g)

食材費(1人分) 36円

作り方
1. 〈下ごしらえをする〉 こんにゃくはスプーンで一口大に切ってゆでる。れんこん・ごぼう・にんじんは乱切りにし，ごぼうは水にさらしてアクを抜く。きぬさやは筋をとってゆで，斜め切りにする。
2. 〈煮る〉 鍋に油を熱し，こんにゃく・れんこん・ごぼう・にんじんを炒める。野菜に油がなじんだら，かつおだしを加えて10分程度煮る。Aを加え，野菜が軟らかくなるまで煮る。
3. 〈盛りつける〉 器に盛り，きぬさやを散らす。

汁物料理献立あれこれ

豆腐ときくらげのにらスープ

| エネルギー | 31kcal | たんぱく質 | 1.8g | 脂質 | 1.5g | 炭水化物 | 2.5g | カルシウム | 23mg |
| 鉄 | 0.6mg | 葉酸 | 9μg | 食物繊維 | 0.8g | 塩分 | 0.9g |

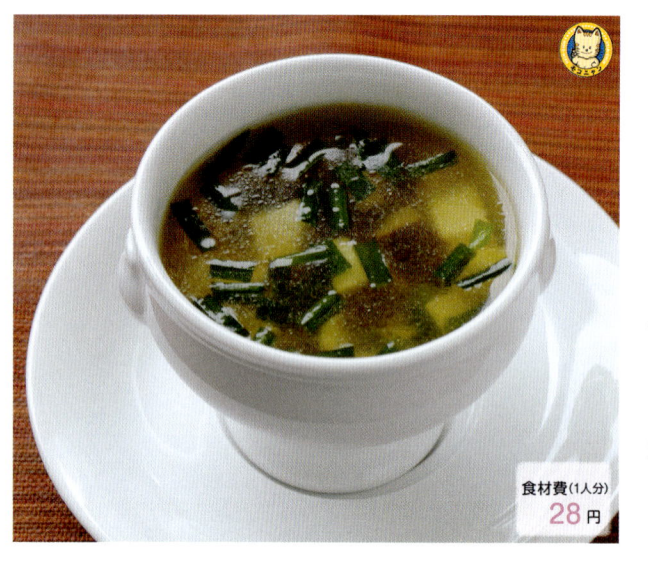

食材費(1人分) 28円

材料(2人分)
絹ごし豆腐……………………… 1/5丁(60g)
きくらげ(乾)…………………… 2個(2g)
にら……………………………………… 10g
水………………………… カップ1と1/2(300g)
A ┌ 酒……………………… 小さじ1弱(4g)
　 └ コンソメスープの素
　　　　　　　………………… 小さじ1と1/3(4g)
ごま油…………………………… 小さじ1/4(1g)

作り方
1 〈下ごしらえをする〉 豆腐は1cm角のさいの目切りにする。きくらげは戻し，1〜2cm角の色紙切りにする。にらは1〜2cm長さに切る。
2 〈煮る〉 鍋に水を沸騰させ，Aときくらげ・にらを加えて煮る。きくらげ・にらに火が通ったら豆腐を加える。豆腐が温まったらごま油を入れる。

ほうれんそうのクリームポタージュ

| エネルギー | 109kcal | たんぱく質 | 4.0g | 脂質 | 6.1g | 炭水化物 | 9.8g | カルシウム | 110mg |
| 鉄 | 0.9mg | 葉酸 | 92μg | 食物繊維 | 1.5g | 塩分 | 1.0g |

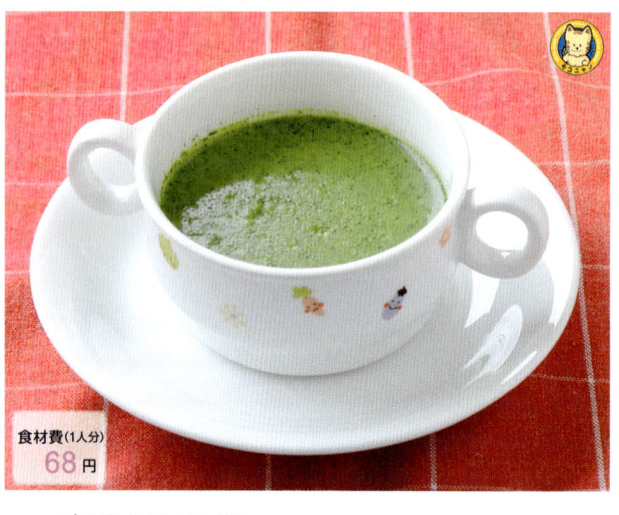

食材費(1人分) 68円

材料(2人分)
ほうれんそう………………………………… 80g
たまねぎ………………………… 1/5個(40g)
バター…………………………………… 小さじ1(4g)
小麦粉………………………………… 小さじ2(6g)
水……………………………… カップ3/4(150g)
コンソメスープの素 小さじ1と1/3(4g)
牛乳……………… カップ3/4弱(150g)
生クリーム…………… 小さじ1強(6g)

作り方
1 〈下ごしらえをする〉 ほうれんそうはゆでて冷水にとり，1cm長さに切る。たまねぎは薄いくし切りにする。
2 〈炒める〉 鍋にバターを溶かし，たまねぎを炒める。たまねぎがしんなりしたら，小麦粉を加えて粉っぽさがなくなるまで炒め，水とコンソメスープの素を加えて煮る。
3 〈ミキサーにかける〉 たまねぎが軟らかくなったら粗熱をとり，ほうれんそうを加えてなめらかになるまでミキサーにかける。
4 〈仕上げる〉 3を鍋に戻し，牛乳を加えて温める。とろみがついたら生クリームを入れて混ぜる。

汁物料理献立あれこれ

クラムチャウダー

| エネルギー | 128kcal | たんぱく質 | 4.8g | 脂質 | 5.6g | 炭水化物 | 14.6g | カルシウム | 88mg |
| 鉄 | 1.4mg | 葉酸 | 21μg | 食物繊維 | 1.3g | 塩分 | 1.6g |

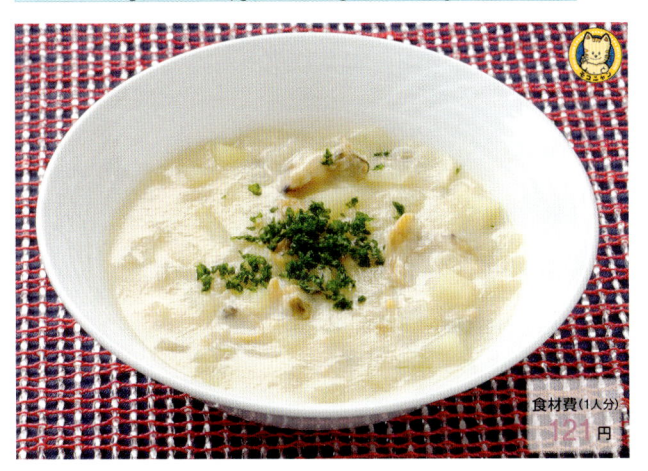

食材費(1人分) 121円

材料(2人分)
- じゃがいも……………………… 60g
- たまねぎ………………… 1/2個(100g)
- パセリ…………………………… 少々
- 油……………………… 小さじ1/2(2g)
- バター…………… 小さじ1と1/2(6g)
- 小麦粉…………… 小さじ1と1/3(4g)
- 水………………………… カップ1(200g)
- あさり(むき身)………………… 60g
- コンソメスープの素… 小さじ1と1/3(4g)
- 牛乳………………… カップ1/2弱(100g)

作り方
1. 〈下ごしらえをする〉 じゃがいもは1cm角のさいの目切りにする。たまねぎは1cm角の色紙切りにする。パセリはみじん切りにする。
2. 〈炒める〉 鍋に油とバターを入れてバターを溶かし,たまねぎを炒める。たまねぎがしんなりしたら,小麦粉を加えて粉っぽさがなくなるまで炒め,水とじゃがいもを加えて煮る。
3. 〈仕上げる〉 じゃがいもが軟らかくなったらあさりとコンソメスープの素を加え,ひと煮立ちさせる。弱火にして牛乳を加え,とろみがつくまで煮る。
4. 〈盛り付ける〉 器に盛り,パセリを散らす。

粕汁

| エネルギー | 83kcal | たんぱく質 | 5.3g | 脂質 | 2.5g | 炭水化物 | 7.9g | カルシウム | 48mg |
| 鉄 | 0.8mg | 葉酸 | 41μg | 食物繊維 | 2.0g | 塩分 | 1.5g |

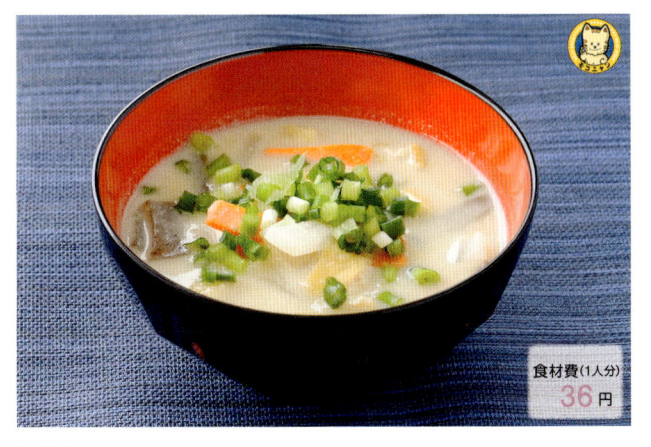

食材費(1人分) 36円

材料(2人分)
- こんにゃく………………… 1/10枚(20g)
- にんじん…………………… 1/10本(20g)
- 大根…… 0.5cm厚さの輪切り1枚(20g)
- 油揚げ………………………… 1/2枚(10g)
- 青ねぎ…………………………… 6g
- だし汁………… カップ1と1/2弱(280g)
- 酒粕……………………………… 30g
- 赤みそ……… 大さじ1と小さじ1/3(20g)
- 粉とうがらし……………………… 少々

作り方
1. 〈下ごしらえをする〉 こんにゃく・にんじんは1cm幅の短冊切りにする。大根は5mm幅の短冊切りにする。油揚げは熱湯をかけて油抜きをし,1cm幅の短冊切りにする。青ねぎは小口切りにする。
2. 〈煮る〉 鍋にだし汁を入れ,こんにゃく・にんじん・大根を入れて火にかける。煮立ったら油揚げを加える。
3. 〈みそと酒粕を加える〉 2のだし汁を少量取り,酒粕と合わせて酒粕を軟らかくしておく。2の鍋に赤みそを溶き入れ,軟らかくした酒粕を加える。
4. 〈盛り付ける〉 器に3を盛り,青ねぎと粉とうがらしを散らす。

主食とおかずの合体献立あれこれ

ちらしずし

エネルギー	458kcal	たんぱく質	28.9g	脂質	2.1g	炭水化物	77.2g	カルシウム	42mg
鉄	1.4mg	葉酸	59μg	食物繊維	2.1g	塩分	3.0g		

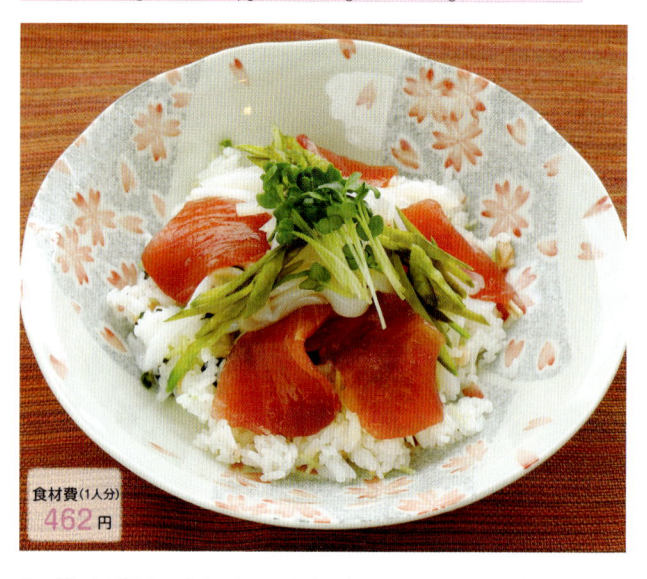

食材費(1人分) 462円

材料(2人分)
- かいわれ大根……………2/3パック(50g)
- 焼きのり……………………1/4枚(0.8g)
- しょうがの甘酢漬け………………………30g
- きぬさや……………………………16枚(40g)
- A ┃酢 ……………大さじ1と1/2(22.5g)
  ┃砂糖 ………………………大さじ1(9g)
  ┃塩 …………………………小さじ2/3(4g)
- ごはん……………………………………360g
- 刺身(盛り合わせ)…………2人分(200g)
- しょうゆ…………………………小さじ2/3(4g)
- 練りわさび……………………………………2g

作り方
1. 〈下ごしらえをする〉 かいわれ大根は根元を切り落として長さを半分に切り，下半分は1cm長さに切る。焼きのりは細かくちぎる。しょうがの甘酢漬けは粗みじん切りにする。きぬさやはゆでて，斜めに薄切りにする。
2. 〈煮る〉 耐熱容器にAを入れ，ラップをして電子レンジに20秒程度かけて砂糖を溶かし，取り出して混ぜる。温かいごはんに加え，切るように混ぜて冷ます。
3. 〈仕上げる〉 2に1cm長さに切ったかいわれ大根・焼きのり・しょうがの甘酢漬けを加えて混ぜ，器に盛る。刺身にしょうゆをからめてのせ，残りのかいわれ大根ときぬさやを散らして，練りわさびを添える。

パエリア

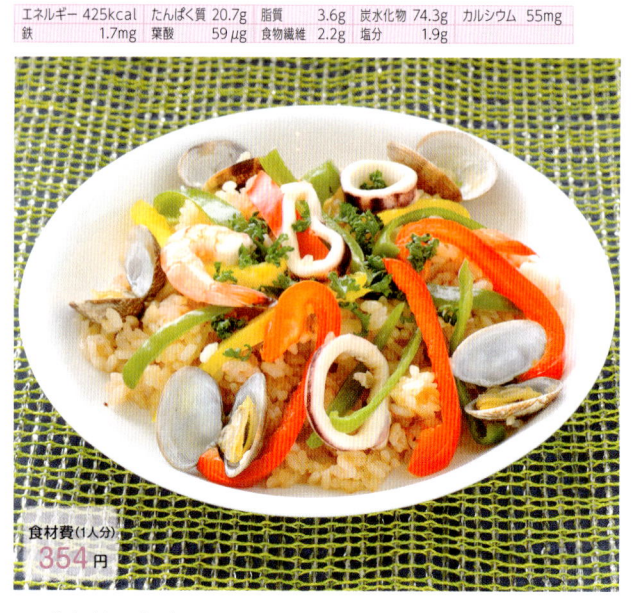

エネルギー	425kcal	たんぱく質	20.7g	脂質	3.6g	炭水化物	74.3g	カルシウム	55mg
鉄	1.7mg	葉酸	59μg	食物繊維	2.2g	塩分	1.9g		

食材費(1人分) 354円

材料(2人分)
- あさり(殻つき)……………………………60g
- えび……………………………………………60g
- いか(胴)……………………1ぱい分(100g)
- トマト………………………………1/2個(100g)
- パプリカ(赤)………………………1/5個(25g)
- パプリカ(黄)………………………1/5個(25g)
- ピーマン…………………………2/3個(20g)
- にんにく……………………………1かけ(5g)
- たまねぎ……………………………1/4個(50g)
- A ┃水 ……………………………カップ1(200g)
  ┃コンソメスープの素…小さじ1/2(1.5g)
  ┃塩 …………………………小さじ1/3(2g)
- オリーブ油………………………小さじ1(4g)
- 米……………………………………………170g
- イタリアンパセリ…………………………………5g
- くし切りレモン(好みにより)……1～2切(15g)

作り方
1. 〈下ごしらえをする〉 あさりは2～3%の塩水(分量外)に浸けて砂抜きをする。えびは尾から一節残して殻むき，背ワタをとる。いかは7mm幅の輪切りにする。トマトはざく切りにする。パプリカ・ピーマンは1cm幅に切る。にんにく・たまねぎはみじん切りにする。Aを合わせておく。
2. 〈パエリアを炊く〉 フライパンにオリーブ油とにんにくを入れて香りがたつまで炒め，たまねぎを加えて炒める。たまねぎを透き通るくらいまで炒めたら米を加えて透き通るまで炒め，トマトを入れて混ぜる。あさり・いかを並べ，合わせておいたAを注いでふたをし，煮立ったら弱火にして炊く。水分がほとんどなくなったら，えび・パプリカ・ピーマンを並べ，ふたをして5分程度炊いて火を止める。
3. 〈仕上げる〉 5分蒸らし，ふたを取って強めの火にかけて水分を飛ばしながら好みの加減のおこげをつくる。刻んだイタリアンパセリをふる。好みによりレモンを搾って食べると爽やかな香りと酸味が楽しめます。

主食とおかずの合体献立あれこれ

あさりの煮込みうどん

エネルギー	302kcal	たんぱく質	9.6g	脂質	3.1g	炭水化物	51.7g	カルシウム	136mg
鉄	3.5mg	葉酸	85μg	食物繊維	4.3g	塩分	3.5g		

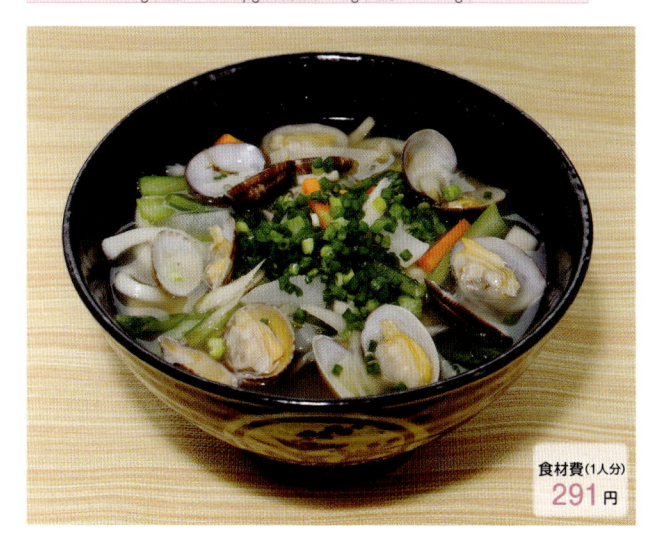

食材費(1人分) 291円

材料(2人分)

- あさり(殻つき)……………………… 200g
- 大根……… 0.5cm厚さの輪切り1枚(20g)
- にんじん……………………… 1/6本(25g)
- ごぼう………………………… 1/4本(45g)
- 小松菜…………………………………… 90g
- しょうが…………………………1かけ(4g)
- 青ねぎ…………………………………… 4g
- 酒…………………………… カップ1/4(50g)
- 水…………………………… カップ2(400g)
- ごま油……………………………小さじ1(4g)
- ゆでうどん…………………… 2玉(400g)
- A ┌ うすくちしょうゆ
  │　……… 大さじ1と小さじ1/2(21g)
  └ 塩 ……………… 小さじ1/10(0.6g)

作り方

1. 〈下ごしらえをする〉 あさりは2〜3%の塩水（分量外）に浸けて砂抜きをしておく。大根とにんじんは1cm幅の短冊切り，ごぼうはささがきにして水にさらす。小松菜は5cm長さに切る。しょうがはすりおろし，青ねぎは小口切りにする。
2. 〈煮る〉 鍋にあさり・大根・にんじん・ごぼうと酒を入れ，ふたをして火にかける。あさりの殻が開いたら水を加え，ひと煮立ちさせる。煮立ったら小松菜・ゆでうどん・しょうが・ごま油を加え，ふたをして煮る。うどんがほぐれて軟らかくなったらAを加える。
3. 〈仕上げる〉 器に盛り，上から青ねぎを散らす。

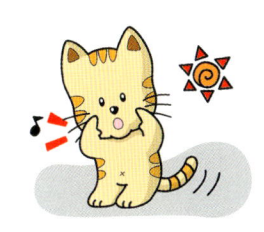

コラム⑨

妊娠中は，魚の種類と量に気をつけよう

　魚は，良質なたんぱく質や，生活習慣病の予防，脳の発育などに効果があるといわれているDHA（ドコサヘキサエン酸）・EPA（エイコサペンタエン酸）や，カルシウム，鉄分，ビタミンDといった成分も豊富に含んでおり，健康的な食生活を営む上で重要な食材です。妊婦のための栄養のバランスの良い食事には欠かせないものです。

　ところが魚には，食物連鎖（小さい魚が，より大きな魚へ食べられていくこと）により自然界に存在する水銀がとりこまれています。自然界の水銀のうち，無機水銀は，一般に消化管からは吸収されにくいですが，川や海の微生物によって，有害なメチル水銀に変換されると吸収されるようになります。わたしたちはさまざまな食品などを通してメチル水銀を摂取していますが，魚介類からの摂取がもっとも多いと言われています。

　胎児期を過ぎた子どもや大人は，取り込まれたメチル水銀を徐々にからだの外に出していくことができますが，おなかの赤ちゃんはそれができません。魚の中に含まれるメチル水銀の量がある一定以上になると，おなかの赤ちゃんに影響を与える可能性があると指摘されています。そのために，妊娠中は過剰なメチル水銀を摂取しないように気をつけなければなりません。

　メチル水銀は，食物連鎖の上位の魚や，大きい魚ほど多く含まれている傾向があります。魚を食べる時は，次ページを参考に，魚の種類と量のバランスを考えて食べましょう。

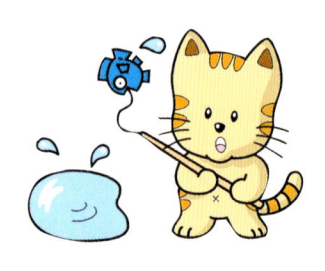

○注意が必要な16種類の魚

魚の種類	魚80gに含まれる水銀の量（●）
キダイ，マカジキ，ユメカサゴ，ヨシキリザメ，ミナミマグロ（インドマグロ），イシイルカ，クロムツ	◐ 半個
キンメダイ，ツチクジラ，メカジキ，クロマグロ（本マグロ），メバチ（メバチマグロ），エッチュウバイガイ，マッコウクジラ	● 1個
コビレゴンドウ	●● 2個
バンドウイルカ	●●●●●●●● 8個

※魚80gは刺身1人前，切り身1切れに相当します。

○注意が必要でない魚　～健康的な食生活のためにバランスよく食べましょう～

キハダ，ビンナガ，メジマグロ，ツナ缶，サケ，アジ，サバ，イワシ，サンマ，タイ，ブリ，カツオ　など

【食べ方の注意】

①上図では，1人前（約80g）を単位として，それぞれに含まれる水銀量を●印で示しています。

②おなかの中の赤ちゃんに影響を与えない水銀量は，1週間に●1個までが目安です。

③注意が必要なお魚を組み合わせて食べる時には，それぞれに含まれる水銀量から，1週間の水銀を合計し，1週間に●1個までになるようにしてください。

【1週間の魚の組み合わせの例】

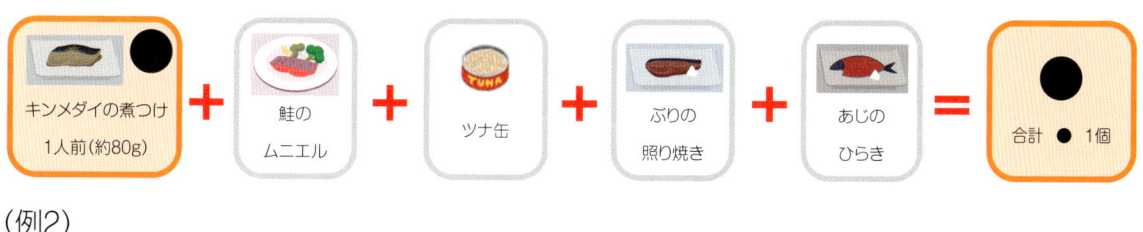

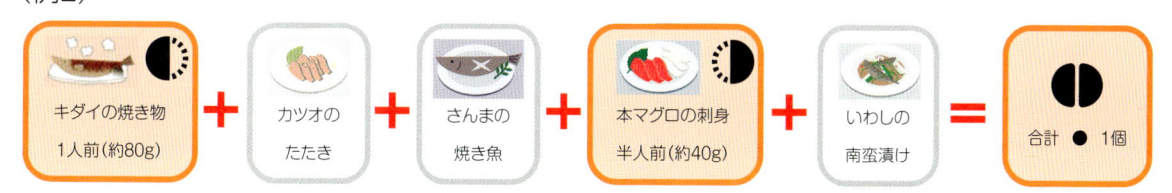

（例1）
キンメダイの煮つけ 1人前（約80g） ● ＋ 鮭のムニエル ＋ ツナ缶 ＋ ぶりの照り焼き ＋ あじのひらき ＝ 合計 ● 1個

（例2）
キダイの焼き物 1人前（約80g） ◐ ＋ カツオのたたき ＋ さんまの焼き魚 ＋ 本マグロの刺身 半人前（約40g） ◐ ＋ いわしの南蛮漬け ＝ 合計 ● 1個

参考資料　厚生労働省　「妊婦への魚介類の摂食と水銀に関する注意事項」
www.mhlw.go.jp/topics/bukyoku/iyaku/syoku-anzen/.../100601_1.pdf

> 妊娠期のおやつ献立

グラノーラ&ヨーグルト

材料（2人分）
ヨーグルト（無脂肪・加糖）…160g
フルーツグラノーラ………… 30g
バナナ………………………… 40g

作り方
1. バナナは斜め6枚に切る。
2. ガラスの器にヨーグルトの1/3を入れて，フルーツグラノーラの1/2をのせる。同様にヨーグルトとフルーツグラノーラをのせ，残りのヨーグルトをのせてバナナを3枚飾る。

食材費(1人分) 53円

エネルギー 137kcal，たんぱく質 4.7g，脂質 2.6g，炭水化物 24.9g
カルシウム 102mg，鉄 1.6mg，葉酸 28μg，食物繊維 1.6g，塩分 0.3g

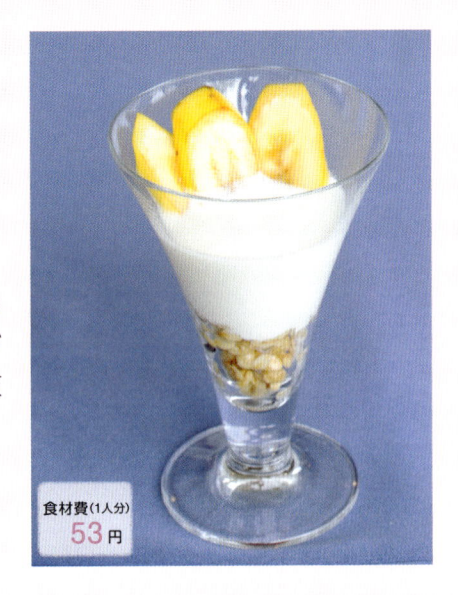

グリーンスムージー

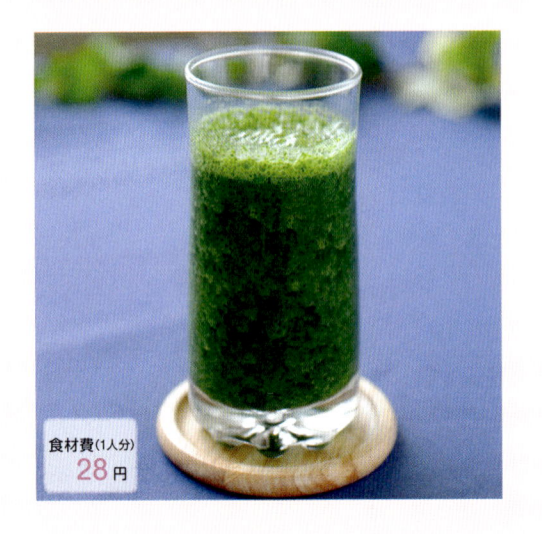

材料（2人分）
ほうれんそう………………… 80g
バナナ………………… 1本(100g)
はちみつ… 小さじ1と1/2弱(10g)
水………………… カップ1(200g)

食材費(1人分) 28円

作り方
1. ほうれんそうとバナナは適当な大きさに切る。
2. ミキサーに1とはちみつ・水を入れて撹拌する。

エネルギー 66kcal，たんぱく質 1.4g，脂質 0.3g，炭水化物 16.5g
カルシウム 23mg，鉄 1.0mg，葉酸 97μg，食物繊維 1.7g，塩分 0.0g

ヨーグルトのクレーム・ダンジュ風

材料（2人分）
- ヨーグルト……………………………… 160g
- はちみつ…………… 大さじ1と1/3（28g）
- レモン汁…………………… 小さじ1/2弱（2g）
- 生クリーム………………… 大さじ2（30g）
- 〈ラズベリージャム〉
- A ｛ ラズベリージャム… 大さじ1と1/3（28g）
    （あればプレザーブタイプ）
    水…………………… 大さじ1と1/3（20g）
    コーンスターチ… 小さじ1と1/2（3g）
- レモン汁…………………… 小さじ1/2強（3g）

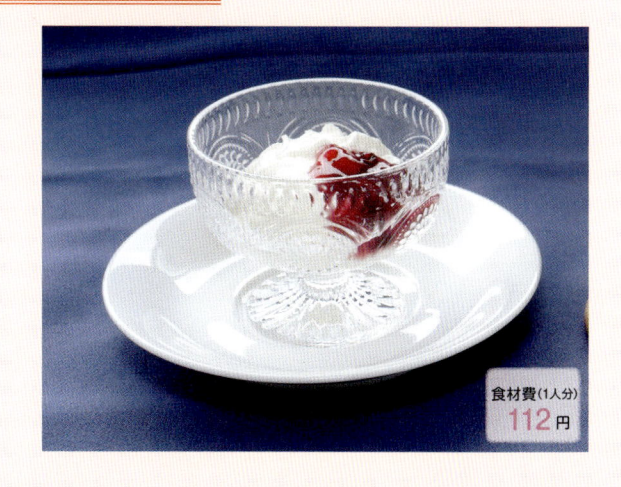

食材費(1人分) 112円

作り方
1. コーヒードリッパーにフィルターをセットし，ヨーグルトを入れて冷蔵庫で一晩おく。（半分くらいの重さになるのが目安）。
2. 1にはちみつ・レモン汁を加えて混ぜる。生クリームを泡立てて，1/3量をヨーグルトに加えてよく混ぜる。残りの生クリームを加えて軽く混ぜる。
3. 鍋にAを入れて火にかけ，混ぜながらとろみがつくまで煮る。冷めたらレモン汁を加えて冷やす。
4. 2を器に盛り，3のソースをかける。

エネルギー 198kcal，たんぱく質 3.3g，脂質 9.2g，炭水化物 25.9g，カルシウム 107mg
鉄 0.2mg，葉酸 13μg，食物繊維 0.2g，塩分 0.1g

ふかし芋＆鉄分強化ウエハース

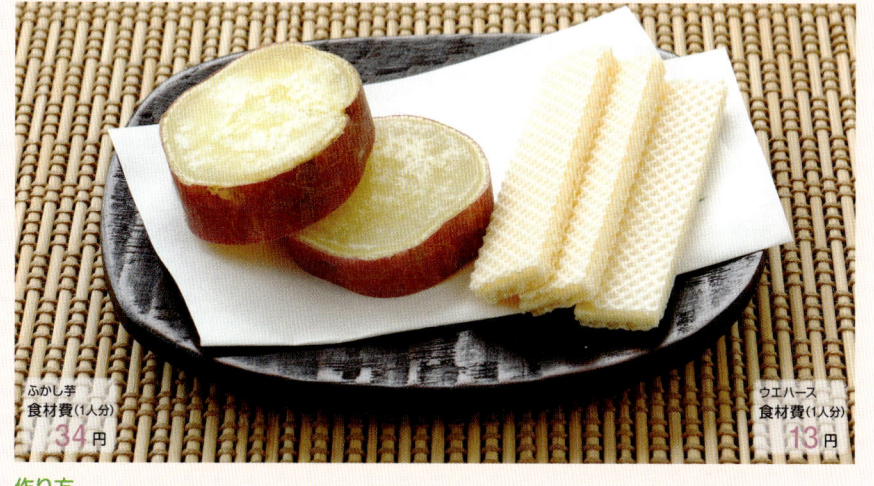

ふかし芋 食材費(1人分) 34円
ウエハース 食材費(1人分) 13円

材料（2人分）
- さつまいも……………… 120g
- 鉄強化ウエハース ………… 6枚（14g）

作り方
1. さつまいもは蒸気のあがった蒸し器に入れて軟らかくなるまで蒸す。または、ラップに包んで軟らかくなるまで電子レンジにかけてもよい。
2. 器に盛り、ウエハースを添える。

エネルギー 115kcal，たんぱく質 1.2g，脂質 1.7g，炭水化物 23.4g，カルシウム 23mg
鉄 2.4mg，葉酸 29μg，食物繊維 1.4g，塩分 0.1g

乳児期

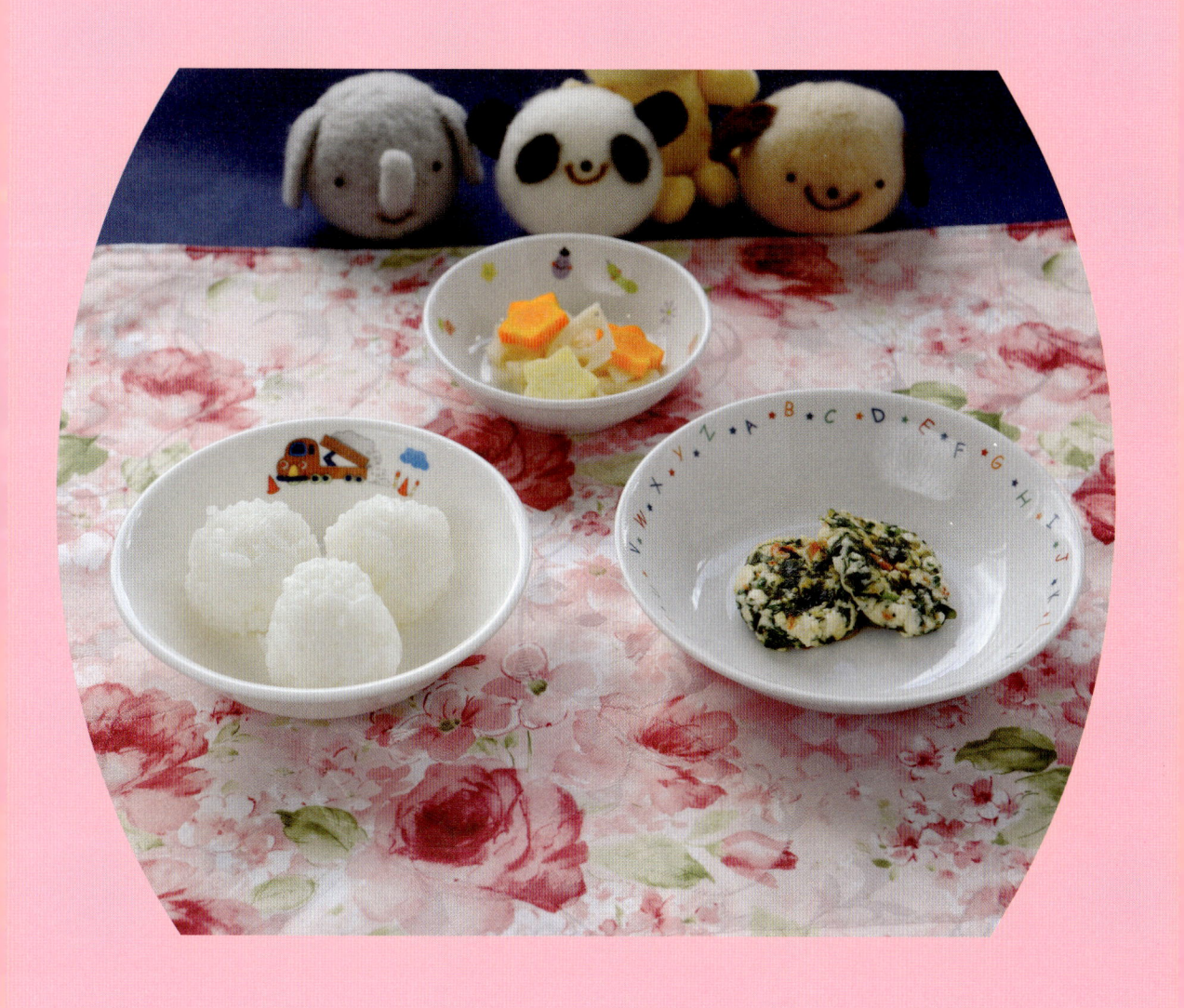

乳児期の栄養

授　乳

　生後0日目から5ヵ月までの赤ちゃんの栄養は，100％乳汁（母乳または育児用ミルク）に依存しています。赤ちゃんにとって母乳栄養は最適ですが，お母さんの健康状態や赤ちゃんの状態，母乳の分泌状態などにより，母乳が与えられない場合は，育児用ミルクを使用します。授乳は，乳汁の種類にかかわらず，お母さんにしっかり抱かれ，優しい声かけと温かいふれあいの中でゆったりと飲むことで，赤ちゃんの心に安定がもたらされ，食欲が育まれていきます。授乳を通して栄養を摂取するだけでなく，欲求を満たす心地よさを味わいながら，心とからだを育んでいきます。

乳児期の摂取基準と離乳食

　健康な乳児が摂取する母乳の質と量は乳児の栄養状態にとって望ましいものと考えられることから，「日本人の食事摂取基準」における乳児の基準値は，母乳中の栄養素濃度と健康な乳児の哺乳量を目安として設定されています。また，生後6ヵ月以降の乳児では，乳汁の摂取量が徐々に減り，離乳食からの摂取量が増えてくることから，主要な栄養素と一部のミネラルは，健康な乳児が摂取する母乳および離乳食からの摂取量データをもとに，目安量が設定されています。（表　乳児期のエネルギー・栄養素の食事摂取基準）

　実際に，生後6ヵ月を過ぎると，次第に乳汁だけでは栄養が十分ではなくなるため，適切な時期に離乳食を開始して進めていく必要があります。逆に，離乳が完了するまでは，離乳食だけで各種ビタミンやミネラルをバランスよく摂取することも困難で，各離乳時期に乳汁と離乳食を適切な量的バランスで摂取することが大切です。

参考資料：「授乳・離乳の支援ガイド」厚生労働省　平成19年
日本人の食事摂取基準（2015年版）

乳児期のエネルギー・栄養素の食事摂取基準（2015年版）

		0〜5か月	6〜8か月	9〜11か月
エネルギー	(kcal)	男 550 女 500	650 600	700 650
たんぱく質	(g)	10	15	25
脂質エネルギー比率	(%)	50	40	40
n-6系脂肪酸	(g)	4	4	4
n-3系脂肪酸	(g)	0.9	0.8	0.8
ビタミンA	(μgRAE[*2])	300	400	400
ビタミンD	(μg)	5.0	5.0	5.0
ビタミンE	(mg[*3])	3.0	4.0	4.0
ビタミンK	(μg)	4	7	7
ビタミンB$_1$	(mg)	0.1	0.2	0.2
ビタミンB$_2$	(mg)	0.3	0.4	0.4
ナイアシン	(mgNE[*4])	2	3	3
ビタミンB$_6$	(mg)	0.2	0.3	0.3
ビタミンB$_{12}$	(μg)	0.4	0.5	0.5
葉酸	(μg)	40	60	60
パントテン酸	(mg)	4	3	3
ビオチン	(μg)	4	10	10
ビタミンC	(mg)	40	40	40
ナトリウム（食塩相当量）	(mg)	100(0.3g)	600(1.5g)	600(1.5g)
カリウム	(mg)	400	700	700
カルシウム	(mg)	200	250	250
マグネシウム	(mg)	20	60	60
リン	(mg)	120	260	260
鉄	(mg)	0.5	男 5.0 女 4.5	男 5.0 女 4.5
亜鉛	(mg)	2	3	3
銅	(mg)	0.3	0.4	0.4
マンガン	(mg)	0.01	0.5	0.5
ヨウ素	(μg)	100	130	130
セレン	(μg)	15	15	15
クロム	(μg)	0.8	1.0	1.0
モリブデン	(μg)	2	10	10

*2 RAE：レチノール活性当量　*3 α-トコフェロール当量　*4 NE：ナイアシン当量

（日本人の食事摂取基準（2015年版）より抜粋）

コラム 10

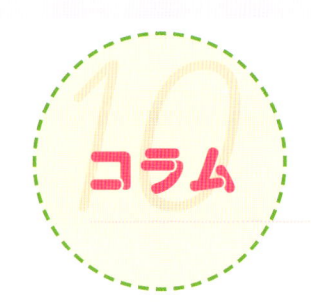

母乳育児の神秘

　ヒトは母乳であかちゃんを育てる哺乳類です。

　あかちゃんは，出生直後から本能的に乳首を探り当て吸てつを開始します。4〜5ヵ月間は，お母さんにしがみついていられるよう把握反射が残ります。

　一方，お母さんのからだも内分泌学的な変化により乳房・乳腺は発達し母乳分泌に備えますが，上手な抱っこや乳首の含ませ方，どのくらい飲ませたらよいか，乳管・乳房がどのように変化するのか，乳汁分泌を維持するにはどうしたらよいか等々は，初めての場合，見聞きしなければ解りません。

　分娩施設で働くわたしたちは，お母さんに十分な情報を提供し，寄り添い，相談にのり，一緒に考え，可能な限り母乳育児を応援します。

　もちろん，様々な理由によって母乳を十分に与えられない場合もあります。その場合は，代替品や授乳方法の支援等あらゆるサポートを検討します。

　母乳育児が応援されるべき神秘的とも言えるその理由・根拠について，栄養学・免疫学的，精神発達面，児の健康面，母の健康面，母子関係への影響から，解説します。

　母乳はあかちゃんにとって，栄養学的に最良最適な栄養であり，免疫成分も豊富に含まれています。妊娠中には，胎盤を介して母体から胎児にたくさんの免疫物質が与えられ蓄積されていますが，出生後にも母乳を通じて免疫物質をあかちゃんにあげられるのです。

　また，母乳育児は，様々な病気からあかちゃんやお母さんを守ることがわかっています。母乳で育った子どもは，中耳炎，喘息，湿疹，気管支炎・肺炎，肥満，消化管感染症，小児糖尿病，尿路感染症，乳幼児突然死症候群の罹患が少ないことが知られています。

　一方，お母さんにおいては，出産後すぐに母乳哺育を行うと，脳から分泌されるオキシトシンというホルモンが増加して子宮の収縮を促進し，出血が抑えられます。また，出産後骨の再石灰化が進むことや，卵巣腫瘍や乳癌のリスクが減少することも知

られています。「6ヵ月以上授乳する」と乳がんリスクがほぼ1/4に軽減するという報告もあります。

　母乳育児によって，お母さんとあかちゃんの愛着形成も促されます。愛着は，「不安を抑制し，探索行動を活性化し，あかちゃんに安心感や自己や他者への信頼感をもたらすもの」であり，「愛着の形成はその後の子どもの心身の発達の鍵を握るもの」と認識されています。また，その際，母親の役割は，「あかちゃんが外の世界を探検する際の安全な基地の役目を果たす」とされています。

　あかちゃんは哺乳時には，母親の匂いを嗅いで自分の大切な母親であることを植えつけられ（嗅覚），乳を吸う音や母親の囁き声（特有の高音のやさしい語りかけ）を聞き（聴覚），母親の乳房や肌の感触を認識し大切なスキンシップを堪能し（触覚），母親の顔の表情や目の動きを見ます（視覚）。このようなさまざまな行為を通じて子から母への愛着は形成され，心の発達が進むものと考えられています。お母さんにおいては，乳頭吸啜を介して下垂体からプロラクチンの分泌が促進されることにより母乳分泌が促進されます。同時にオキシトシンの分泌が促進され，母乳を乳腺細胞から放出します（射乳反射）。さらにプロラクチンは母性増強，オキシトシンは安心感や幸福感といった精神安定作用を有しています。このようにあかちゃんが母乳を吸啜することは，お母さんからあかちゃんへの愛着を強める効果があります。

　以上のことから，すべてのあかちゃんが母乳で育てられること，すべてのお母さんが母乳で育てることは，母子にとって最善の利益であると考えられます。

　しかし一方で，このような母乳のすばらしさが強調されるあまり，母乳分泌がままならないお母さんがとてもつらい思いをされることがあります。結果的に十分な支援が受けられず，母乳で育てることができないことに罪悪感を持ってしまう方もおられます。また，母乳だけで育てること（いわゆる完全母乳）にこだわりすぎて，あかちゃんが体重増加不良になっていることもあります。

　たとえ母乳哺育ができなくても，お母さんのあかちゃんへの愛情には変わりはありません。お母さんは，どんな状況でも最良の子育てを支援される権利があります。適切な支援のもと，必要に応じて人工乳も上手に使って，自信を持って育児を楽しんで下さい。

　何より大切なことは，あかちゃんに必要な栄養をしっかり与えて，愛情深く健やかに育てることです。

離乳食の進め方

離乳とは

　離乳とは，母乳または育児用ミルクなどの乳汁による栄養から幼児食に移行する過程をいいます。この間に赤ちゃんの摂食機能は，乳汁を吸うということから，食物をかみつぶして飲み込むことへと発達し，摂取する食品は量や種類が多くなり，献立や調理の形態も変化していきます。離乳については，赤ちゃんの食欲や発育状況，気質などそれぞれの個性に合わせて進めていきます。また，将来の生活習慣病予防の観点から，この時期に健康的な食習慣の基礎を培うことも大切です。赤ちゃんは，離乳食を通して，少しずつ食べものに親しみながら，摂食機能の発達を獲得し，生活リズムを身につけ，家族と一緒にいろいろな食材や料理を食べる楽しさを体験し，「食べる力」を育み，乳児から幼児へと発育します。

離乳食の進め方の目安

離乳食の進め方の目安　（厚生労働省「授乳・離乳の支援ガイド」抜粋）

		離乳の開始　5～6ヵ月頃	7～8ヵ月頃	9～11ヵ月頃	離乳の完了　12～18ヵ月頃
食べ方の目安		・子どもの様子を見ながら，1日1回1さじずつ始める。 ・母乳やミルクは飲みたいだけ与える。	・1日2回食で，食事リズムをつけていく。 ・いろいろな味や舌ざわりを楽しめるように食品の種類を増やしていく。	・食事のリズムを大切に，1日3回食に進めていく。 ・家族一緒に楽しい食卓体験を。	・1日3回の食事態リズムを大切に，生活リズムを整える。 ・自分で食べる楽しみを手づかみ食べから始める。
〈食事の目安〉 調理形態		なめらかにすりつぶした状態	舌でつぶせる固さ	歯ぐきでつぶせる固さ	歯ぐきで噛める固さ
一回当たりの目安量		つぶしがゆから始める すりつぶした野菜なども試してみる。 慣れてきたら，つぶした豆腐・白身魚などを試してみる。	全粥　　50～80g 野菜・果物　20～30g （たんぱく源食材　いずれか1つ分） 魚　　10～15g 肉　　10～15g 豆腐　30～40g 卵黄1個～全卵1/3個 乳製品　50～70g	全粥 90g 　～軟飯 80g 野菜・果物　30～40g （たんぱく源食材　いずれか1つ分） 魚　　15g 肉　　15g 豆腐　45g 全卵　1/2個 乳製品　80g	軟飯 80g 　～ご飯 80g 野菜・果物　40～50g （たんぱく源食材　いずれか1つ分） 魚　　15～20g 肉　　15～20g 豆腐　50～55g 全卵　1/2～2/3個 乳製品　100g

※子どもの食欲や成長・発達の状況に応じて，食事の量を調整する。

＜成長の目安＞　体重や身長が成長曲線のカーブに沿っているかどうか確認する

離乳の開始

　なめらかにすりつぶした状態の食物を初めて与えるときが離乳の開始です。一般に，その時期は生後5〜6ヵ月頃が適当です。発達の目安としては，首がすわり，支えてやると座ることができ，食べものに興味を示したり，哺乳反射が減弱してスプーンなどを口に入れても舌で押し出すことが少なくなる頃です。離乳食の開始が極端に遅れると，口の中が過敏になってしまって離乳食を食べることがとてもむずかしくなることもあるので気をつけましょう。

離乳の開始後ほぼ1ヵ月間は，離乳食は1日1回与えます。この時期は，離乳食を飲み込むこと，その舌ざわりや味に慣れることが目標です。アレルギーの心配の少ないおかゆ（米）から始めて，慣れてきたらジャガイモや野菜，果物，さらに慣れたら豆腐や白身魚など，種類を増やしていきます。新しい食品を始めるときは，一さじずつ与え，赤ちゃんの様子をみながら量を増やしていきます。母乳または育児用ミルクは赤ちゃんの欲するままに与えます。

離乳を開始して1ヵ月を過ぎた頃から，離乳食は1日2回にし，穀類，野菜，果物，たんぱく質性食品を組み合わせた食事にしていきます。生後7〜8ヵ月頃からは，舌でつぶせる固さのものを与えていきます。卵は卵黄（固ゆで）から全卵へ，魚は白身魚から赤身，青魚へと進めていきます。ヨーグルトやチーズなどの乳製品，鶏肉，豆類，いろいろな野菜（特に緑黄色野菜），海藻など種類を増やしていきます。家族の食事から調味する前のものを取り分けたり，薄味のものを取り入れたりして，食材や調理法の種類を増やしていきます。母乳または育児用ミルクは離乳食の後に与え，離乳食とは別に母乳は赤ちゃんの欲する時に，育児用ミルクは1日に3回程度与えます。

生後9ヵ月頃から，離乳食は1日3回にし，歯ぐきでつぶせる固さのものを与えます。乳児期後期には，胎児期に体内に貯蔵した鉄は枯渇して鉄欠乏性貧血になりやすいため（p.70 コラム「乳幼児の鉄欠乏性貧血」），赤身の魚や肉，レバーを取り入れ，育児用ミルクやフォローアップミルクを調理に用いるなど，離乳食で鉄の摂取に配慮します。食欲に合わせて，離乳食の量を増やし，離乳食の後に母乳または育児用ミルクを飲むだけ与えます。離乳食とは別に，母乳は赤ちゃんの欲する時に，育児用ミルクは1日に2回程度与えます。

発達レベルに合わせた調理

　赤ちゃんの摂食機能の発達レベルに合わせて食べやすく調理します。初めは十分にやわらかく煮て，なめらかにすりつぶし，慣れてきたら，赤ちゃんの発達に合わせて，次第に粗く形態を調整していきます。味付けは薄味が基本ですが，成長に伴い味覚も発達し，おいしくないものは食べたがらないようになります。食品の持ち味を生かしながら，薄味でもおいしく調理することが大切です。油脂類も適宜使用していきます。

　赤ちゃんは細菌に対する抵抗力が弱いため，調理の際は衛生面に十分配慮します。はちみつは，乳児ボツリヌス症予防のため，1歳まで使わないようにしましょう。

成長の目安

　食事や乳汁の量の評価は，成長曲線のグラフに，体重や身長をプロットして確認します。からだの大きさや発育には個人差があるため，成長曲線のカーブに沿って，赤ちゃんのラインが順調な軌道を描いていることが大切です。体重増加が不十分であったり，急速な増加がみられるなど，成長曲線のカーブからずれた軌道を描いている場合は，医師や栄養士に相談しましょう。

離乳の完了

　離乳の完了とは，形のある食物をかみつぶすことができるようになり，エネルギーや栄養素の大部分が乳汁以外の食物から摂れるようになった状態をいいます。食事は1日3回となり，その他に1日1〜2回の間食を摂るのが目安です。母乳または育児用ミルクは，個々の状況に応じて与えます。離乳の完了は，母乳または育児用ミルクを飲んでいない状態を意味するものではありません。

参考資料：「授乳・離乳の支援ガイド」厚生労働省　平成19年
日本人の食事摂取基準（2015年版）

離乳期に適した食品と調理法の目安

離乳の開始 ─────────────────────────────→ 離乳の完了

目安の月齢	5〜6か月頃	7〜8か月頃	9〜11か月頃	12〜18か月頃
調理形態 / 食品名	なめらかにすりつぶした状態	舌でつぶせる固さ	歯ぐきでつぶせる固さ	歯ぐきで噛める固さ
米	すりつぶし	軟がゆ, おじや, ドリア	硬がゆ, 軟飯	軟飯, トマトライス, 炒飯, おにぎり
パン	パンがゆ(すりつぶし)	ミルク煮, ミルク浸し	パンプディング, フレンチトースト	トースト, サンドイッチ
うどん, そうめん		くたくた煮つぶし	くたくた煮, クリーム煮	やわらか煮, グラタン	焼きうどん
芋類	汁の実, 含め煮のマッシュ	煮つぶし	スイートポテト, やわらか煮	焼きマッシュ, 茶巾	揚げ煮, コロッケ
パスタ			軟らかくゆでて刻み, クリーム煮, スープ煮, グラタン		
卵黄	ペースト, プリン, 茶碗蒸し, かき玉汁	卵とじ		
全卵		卵とじ, 炒り卵, ポーチドエッグ	オムレツ, 厚焼き, 目玉焼き, ゆで卵サラダ	
豆腐	汁の実, 煮豆腐(すりつぶし)	炒り豆腐, 空也蒸し, 煮豆腐	バター焼き, 麻婆豆腐, 中華炒め	揚げ出し豆腐
納豆		納豆汁, 納豆がゆ, おろし煮, 五目豆		納豆ごはん
白身魚	すり流し	くずし煮, クリーム煮, ほぐし煮, トマト煮	蒸し魚, ムニエル, 焼き魚, サラダ, 天ぷら煮込み	
赤身魚		ほぐし煮, あんかけ, トマト煮	ムニエル, 焼き魚, 揚げ煮, フライの煮込み	
青魚			煮魚, ムニエル, 焼き魚, 揚げ煮	
レバー(鶏レバー)	ベビーフード, すりつぶし, そぼろ煮	トマト煮, みそ煮, シチュー	ソテー, コロッケ	焼き鳥風
鶏肉	ベビーフード		鶏煮込みうどん, そぼろ, チキンオムレツ, サラダ	から揚げほぐし
豚・牛肉	ベビーフード		そぼろ煮, シチュー, ハンバーグ, 肉団子, シューマイ, 水餃子	
ハム, ウインナー			ソテー, シチュー, サラダ, 炒飯	
大根・人参・かぶ・南瓜	汁の実, 含め煮(すりつぶし)	含め煮(煮つぶし)		
カリフラワー・ブロッコリー	ゆで野菜, ソテー(すりつぶし)	クリーム煮, サラダつぶし	ソテー, グラタン, サラダ	
きゅうり		おろしあえ	サラダ, 甘酢あえ(みじん切り)	サラダ(粗刻み)	スティック
たまねぎ・ピーマン	汁の実, 煮物(すりつぶし)	シチュー, ソテー(みじん切り)	シチュー, ソテー, グラタン, トマトライス(粗刻み)	
小松菜・ほうれん草	汁の実, 煮びたし(刻み)	おひたし, 鍋物(刻み)	あえ物(みじん切り)	おひたし, あえもの, ソテー, 鍋もの(粗刻み)
果物	すりおろし	粗おろし, コンポート(粗つぶし)	薄切り, フルーツポンチ, サラダ	
バター・植物油	バターがゆ, マッシュポテト, シチュー, クリーム煮, ソテー	ムニエル, サラダ, 揚げ煮	フライ, 天ぷら	
ピーナッツバター			ピーナッツあえ	
マヨネーズ			サラダ, ソース	

(山内 愛 ほか, 「赤ちゃんの離乳食」(小学館 1992年)より抜粋, 一部改変)

コラム 11

乳幼児の鉄欠乏性貧血

　乳幼児の鉄欠乏性貧血はよく見られる疾患ですが，乳幼児の貧血はゆっくりと進行し症状が明確でないため，両親だけでなく小児科医でも見落としがちです。生気がないなどで気づくことはむしろ少なく，未熟児出生や子宮内発育不全症などによる貯蔵鉄の不足，妊娠中の母体の貧血，出生時に何らかの出血があった場合は貧血のリスクが高くなります。日本の平均的な例として沖縄県の調査では，貧血の頻度は 4 〜 5 ヵ月児では栄養法によって差はみられないものの，9 〜 10 ヵ月児では母乳栄養児の 33％，混合栄養児の 10％，人工栄養児の 18％ にみられ，母乳栄養児で最も高いことがわかっています。特に離乳食が進まなかったために，1 歳前後まで母乳を中心とした食事内容で育てられたケースに多いのですが，これは母乳の数少ない弱点として鉄の含有量が少ないということがあるからです。赤ちゃんは急速な発育によって鉄を消費するのですが，離乳後期までは肉類や魚類など鉄の多い離乳食をそれほどたくさん食べることができないため，乳児期後期には鉄欠乏性貧血になってしまうことがあるのです。赤ちゃんの鉄欠乏状態が 3 ヵ月以上続くと知的な発達や運動発達に悪影響を及ぼすこともあるとも言われており，貧血を防ぐことは重要です。離乳食に含まれる鉄分は不足がちですが，鉄分を多く含むレバー，牛肉，鶏肉，赤身のさかなといった食品を多く使うとよいでしょう。市販の離乳食用のレバーペーストやレバーパウダーも便利です。また，ビタミン C を多く含む果物や野菜を同時に摂取すると，鉄の吸収がよくなります。

コラム 12

「卒乳」と「断乳」

　「授乳・離乳の支援ガイド　厚生労働省平成19年」において，離乳の完了とは「形のある食物をかみつぶすことができるようになり，エネルギーや栄養素の大部分が母乳又は育児用ミルク以外の食物から摂れるようになった状態をいう。」とし，「離乳の完了は，母乳又は育児用ミルクを飲んでいない状態を意味するものではない。」と記されています。つまり，離乳が完了しても授乳が継続していることはありえることであり，離乳の完了は，授乳を中止することと同義語ではありません。

　授乳を中止する「断乳」という言葉が持つ意味は，お母さん側が意志を持って乳汁を与えることを断つことです。「断乳」の理由には，お母さんが仕事に復帰するためとか，体がしんどいから，離乳食が進まないから，周囲から止めたほうがいいと言われるなど，いろいろなことがあるでしょう。

　これに対して，「卒乳」は赤ちゃんの意思を尊重して，お母さんと赤ちゃんが一緒に決めて授乳を止めることです。赤ちゃんの意思を尊重した「卒乳」の時期や方法は，それぞれの母子で異なります。乳汁以外の摂取が進むにつれて，自然と乳汁の摂取量が減り，離乳が完了して，だんだんと赤ちゃんも乳汁を欲しがらなくなってきて授乳を止めるのが望ましい「卒乳」でしょう。

　母乳ばかり飲ませていると離乳食が進まないと言われることもありますが，これは授乳のタイミングを含めた生活リズムの問題や，赤ちゃんの離乳食への興味の問題である場合が多く，「断乳」だけしても食事が進まず，逆に乳汁を与えようとしても今度は飲んでくれなくなって，困ったという例を著者はたくさん経験しています。生活リズムや離乳食の内容を見直していくことで改善が望めます。

　授乳は赤ちゃんとお母さんの至福のひと時です。赤ちゃんは哺乳を通して栄養を摂るだけでなく，お母さんに受け入れられているという満足感を体感しながら成長します。どうぞ，この幸せな時間を大切にしながら，適切に離乳をすすめて，自然な「卒乳」を迎えましょう。

離乳初期（5〜6ヵ月）にとりたい1日の食材と乳汁の目安量

エネルギー	600kcal
たんぱく質	10.0g
脂質	30.0g
炭水化物	70g

分類	種類	目安量
炭水化物	ごはん・パン・麺類など	5分粥 45g
	いも類・南瓜など	じゃがいも 10g / かぼちゃ 10g
たんぱく質・ミネラル	さかな類 / だいず・豆腐類 / たまご類 / にく類	卵黄 7.5g、つぶした豆腐(20g)、煮つぶし白身魚(15g) どれか1つ
ビタミン・ミネラル	やさい類	30〜40g
	くだもの	りんご1切(20g)
脂肪	あぶら	バター小さじ1/2杯(2g)
	調味料	さとう1〜3g / ケチャップ2gなど
	母乳またはミルク	母乳またはミルク　1日6回程度(600〜850ml)

※母乳またはミルクの量はあくまで目安量です。離乳食の進み具合によって個人差があります。

離乳中期（7～8ヵ月）にとりたい1日の食材と乳汁の目安量

エネルギー	650kcal
たんぱく質	15g
脂質	28g
炭水化物	85g

		1回目	2回目
炭水化物	ごはん・パン・麺類など	全粥 50～80g	全粥 50～80g パスタ 3g
	いも類・南瓜など	じゃがいも 15g	かぼちゃ 15g
たんぱく質・ミネラル	さかな類／だいず・豆腐類／たまご類／にく類	卵 20g（卵黄1個～全卵1/3程度）　豆腐（20～30g）（高野豆腐(乾)2～3g）　さかな1/3切(15g)　ひき肉(15g)　　1日にどれか2つ		
ビタミン・ミネラル	やさい類	20～30g	20～30g
	くだもの	りんご1切(20g)	バナナ果肉1/5本(20g)
たんぱく質・ミネラル	乳製品	ヨーグルト大さじ1杯(15g)	スキムミルク小さじ1杯(2g)
脂肪	あぶら	バター小さじ1/2杯(2g)	バター小さじ1/2杯(2g) マヨネーズ小さじ1杯弱（1～3g）
	調味料	さとう，しょうゆ，みそ，ケチャップ等，薄味にしておいしく味付けしてたべましょう。	
	母乳またはミルク	母乳または育児用ミルク　1日4回程度　（500～800ml）	

※母乳またはミルクの量はあくまで目安量です。離乳食の進み具合によって個人差があります。

離乳後期（9〜11ヵ月）にとりたい1日の食材と乳汁の目安量

エネルギー	700kcal
たんぱく質	25g
脂質	30g
炭水化物	82g

		朝食	昼食	夕食
炭水化物	ごはん・パン・麺類など	全粥 90g〜軟飯 80g	全粥 90g〜軟飯 80g	全粥 90g〜軟飯 80g
炭水化物	いも類・南瓜など	じゃがいも 15g	パスタ 3g	じゃがいも 15g / かぼちゃ 15g
たんぱく質・ミネラル	さかな類／だいず・豆腐類／たまご類／にく類	卵 1/2個（20〜25g）	豆腐(45g)（高野豆腐(乾) 2〜3g）	さかな1/3切(15g) / ひき肉(15g) 　　　　一日に3つ
ビタミン・ミネラル	やさい類	30〜40g	30〜40g	30〜40g
ビタミン・ミネラル	くだもの	りんご1切(20g)	バナナ果肉 1/5本（20g）	キウイ果肉(20g)
たんぱく質・ミネラル	乳製品	ヨーグルト大さじ1杯(15g)		スキムミルク 小さじ3〜4杯（6〜8g）
脂肪	あぶら	バター 小さじ1/2杯(2g)	バター小さじ1/2杯(2g) / マヨネーズ 小さじ1杯弱(1〜3g)	バター 小さじ1/2杯(2g)
	調味料	さとう，しょうゆ，みそ，ケチャップ，コンソメ等，薄味にしておいしく味付けしてたべましょう。		
	母乳またはミルク	母乳または育児用ミルク　1日3回程度　（300〜500ml）		

※母乳またはミルクの量はあくまで目安量です。離乳食の進み具合によって個人差があります。

離乳完了期（12〜18ヵ月）にとりたい1日の食材と乳汁の目安量

エネルギー	900kcal
たんぱく質	30〜35g
脂質	25〜30g
炭水化物	130g

		朝食	間食	昼食	間食	夕食
炭水化物	ごはん・パン・麺類など	ロールパン1個		軟飯80g〜ご飯80g		軟飯80g〜ご飯80g
炭水化物	いも類・南瓜など		じゃがいも1/3個(35g)	かぼちゃ1切れ(35g)		
たんぱく質・ミネラル	さかな類					魚1/3〜1/4切れ(20g)
たんぱく質・ミネラル	だいず・豆腐類					とうふ1/10丁(30g)
たんぱく質・ミネラル	たまご類	卵1/2個(20〜25g)				
たんぱく質・ミネラル	にく類			薄肉1枚(20g)		
ビタミン・ミネラル	やさい類	30〜40g		30〜40g		30〜40g
ビタミン・ミネラル	くだもの	りんご果肉(45g)			バナナ果肉1/2本(45g)	
たんぱく質・ミネラル	乳製品	牛乳コップ1杯(80cc)	牛乳コップ1杯(80cc)		ヨーグルト1個(60〜70g)	
脂肪	あぶら	バター小さじ1/2杯(2g)		バター小さじ1/2杯(2g) マヨネーズ小さじ1杯(1〜3g)		バター小さじ1/2杯(2g)
	調味料	さとう，しょうゆ，みそ，ケチャップ，コンソメ等，薄味にしておいしく味付けしてたべましょう。					
	おやつ				ビスケット2枚	

コラム 13

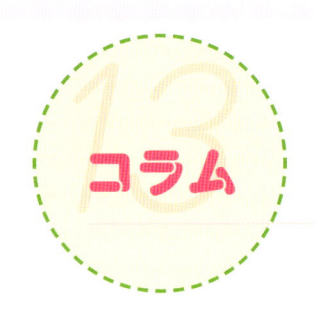

母乳, ミルク, フォローアップミルク, 牛乳の知識

　母乳栄養は自然で理想的な栄養方法であり，栄養面だけでなく授乳を通して良好な母子関係を確立するという利点もあります（p.64 コラム「母乳育児の神秘」）。母乳の成分は出産直後の初乳，移行乳を経て10日頃に組成が一定になる成熟乳となります。初乳は分泌量が少ないものの細菌に対する感染防御物質が多く含まれていること，胎便の排泄を促す作用をもつことから低出生体重児を含めて全ての新生児にできるだけ初乳を飲ませることが大切です。成熟乳は初乳に比べて乳糖と脂質が多く含まれ，初乳に比べると量は減りますが感染防御物質も含まれます。生後数ヵ月の乳児発育に必要な栄養素が適量含まれており，かつ代謝の負担が少ないなど乳児に最適な成分組成になっていて，母乳育児は国際的にも積極的に推進されています。このように乳児にとって理想的な母乳ですが母乳性黄疸や乳児ビタミンK欠乏性出血の原因になったり，母乳を介してヒト免疫不全ウイルス（human immunodeficiency virus：HIV）やヒトT細胞白血病ウイルス（human T-lymphotropic virus1：HTLV-1），サイトメガロウイルス（特に低出生体重児）などのウイルスに感染することもあります。

　一方で母乳分泌不足や母子どちらかの健康状態や社会的事情により母乳栄養が行えない場合に母乳の代替品として用いられるのが育児用ミルクです。現在の育児用ミルクは母乳に近づけるための様々な工夫がなされています。母乳栄養が赤ちゃんにとって望ましいのは事実ですが，その一方で母乳にこだわりすぎて育児用ミルクを使うことに抵抗感があり，使わずにがんばっているうちに赤ちゃんが栄養不足になって成長障害をきたしてしまうケースもあります。前述のように様々な理由で母乳だけでは栄養を行えない場合は赤ちゃんに合った育児用ミルクをうまく使って赤ちゃんに必要な

栄養をしっかり確保しましょう。育児用ミルクは大きく一般的な調整粉乳と乳児期後期以降の乳児に牛乳の代替品として用いられるフォローアップミルクに分けられます。その他アレルギーや消化吸収障害がある場合などに医師指導の下特殊ミルクが用いられる場合もあります。フォローアップミルクには「満9ヵ月ごろから3歳ごろまで」と表記されていますが，「9ヵ月になったら，フォローアップミルクに切り替えなければいけない」という意味ではありません。フォローアップミルクには調整粉乳に比べて，たんぱく質，カルシウム，鉄，ビタミン類は多く含みますが，赤ちゃんに必要な亜鉛や銅は含みません。離乳食がなかなか進まず食事だけで良好な発育が困難な場合にはフォローアップミルクではなく，母乳や調整粉乳を積極的に併用するようにしましょう。

　牛乳は調整粉乳やフォローアップミルクに比べてたんぱく質やリン，カルシウムが赤ちゃんにとってやや多すぎるので料理に少量使うのは問題ありませんが母乳やミルクの代わりにたくさん飲ませることは望ましくありません。およそ1歳半くらいになって，離乳食からバランスのよい幼児食に移行出来てから摂取するのが望ましいです。

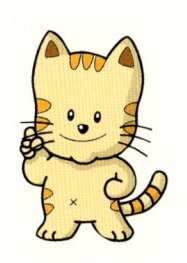

コラム 11

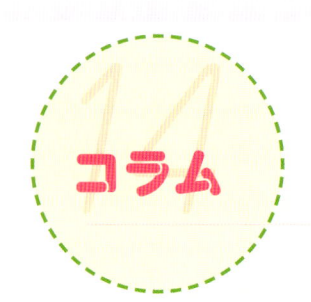

離乳食と食物アレルギー

　離乳食をすすめていく子どもの成長発達に重要な時期に誤った判断によって不要な食物除去をしてしまっているケースがあります。また除去食を行う必要がある場合でも，それによって必要な栄養素を損なわないような注意が必要です。

　この時期のアトピー性皮膚炎は頻度が高い疾患です。アトピー性皮膚炎には食物アレルギーが関与している場合もありますが実際には食べ物は無関係で，適切な外用薬による治療，スキンケアを正しく行う事によって改善するケースが多いのです。

病院でおこなわれるアレルギーの血液検査は仮に陽性であっても食べても問題ないことも多く，特に数値がさほど高くない場合には食べられる可能性が高いと考えられます。

安易に除去食をするのではなく食物アレルギーに精通した医師の指導のもと除去食は最小限にとどめるという意識をもつ事が大切です。また湿疹がよくならないからといって，やみくもに色々な食品のアレルギーの検査をする事はかえって悩むだけの結果になる事が多いのでお勧めしません。軽度の皮疹だけがときどきでるという程度であれば食べているうちに慣れてくることも期待できます。

　基本的には食物アレルギーのために離乳食を遅らせる必要はありません。通常通り離乳の基本に従ってすすめるとよいでしょう。食物アレルギーの頻度が最も多い鶏卵の摂取開始も特別に遅らせる必要はありませんが，かたゆでの卵黄から摂取するのが安全です。茶碗むしは加熱が弱く症状をきたしやすいので後回しにしましょう。その他のはじめて食べるもので，気になる食品は様子をみながら少量から食べるようにして下さい。

　もちろん摂取によって明らかに症状が誘発される場合は除去食が必要です。その際には栄養面への配慮が重要であり，特に乳児期でミルク除去が必要な場合ではカルシウムが不足しやすいので積極的にアレルギー用ミルクや，魚などでカルシウムを補ってください。

　食物アレルギーの原因や重症度にもよりますが，一旦は除去食が必要となっても3歳まで，遅くとも小学生までには食べられるようになる事が多いです。数ヶ月〜1年毎には除去食継続の必要性を見直すようにしましょう。

コラム 15

ミルクアレルギー／乳児難治性下痢

　2週間以上続く下痢を慢性下痢症といいます。その一つに乳児難治性下痢があります。主に牛乳（ミルク）によるおなかのアレルギーで慢性の下痢をおこします。アトピー性皮膚炎や喘息といった一般的なアレルギーはIgE抗体に関係しますが，このおなかのアレルギーはIgEとあまり関係しません。重症の場合は適切な栄養管理をしなければ生命の危険もあります。

　ウイルス性腸炎などをきっかけにして起こる悪循環が難治の下痢と栄養障害を起こします。腸の粘膜障害が起こると，乳糖などの二糖類吸収が悪くなり，さらに下痢を起こす。小腸内に残った未吸収の糖質は細菌を増殖させ，さらに下痢を起こす。脂肪やたんぱく質の消化や吸収もできなくなり，栄養不良となり，免疫能も低下し，さらに次の感染症を引き起こす。一方小腸粘膜の損傷で，消化不良のままの蛋白分子が吸収されて，アレルギーが起こると考えられています。アレルギーによる炎症でさらに腸が傷みます。

　病歴からミルクアレルギーが疑われた場合，ミルク除去で症状が改善し，ミルクのチャレンジテストで症状が出ればアレルギーと診断されます。チャレンジテストはそれにより症状が悪化し全身状態を損なう危険性があり，1歳までのチャレンジは慎重に行う必要があります。はじめは重い症状ですが，牛乳に耐性が獲得され6歳ごろまでにはほぼ全例治癒します。

　治療は，まず脱水と栄養障害の治療をします。点滴をしながら3～7日の絶食による腸管安静を行います。高カロリー輸液が必要な場合もあります。下痢が治まったら腸からの栄養を再開しますが，傷んだ腸への負担を減らすために，ミルクは乳糖が含まれておらず，蛋白質も消化されて抗原性が低いあるいは無いものを選び，低脂肪とします（エレンタールP®やニューMA-1®など）。障害された腸粘膜に対して時間当たりの栄養素の負荷量を少量から徐々に上げるために経鼻胃チューブを利用してミルクの持続投与を行うこともあります。経腸栄養で栄養や成長が確保されるようになったら乳成分を除去した離乳食も始めていきます。一旦おこった腸粘膜障害の回復には6ヵ月以上かかることもあります。

離乳初期（5ヵ月頃～）の食べ方の目安

離乳食は時間を決めて1日1回食からはじめましょう♪

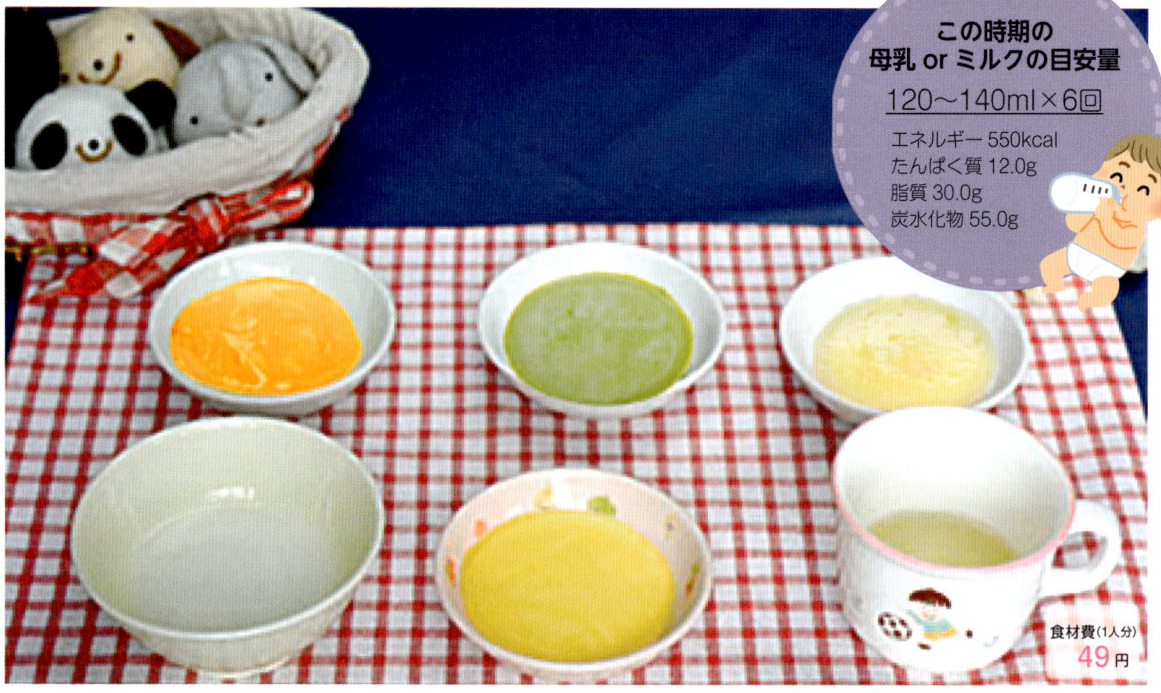

この時期の母乳 or ミルクの目安量
120～140ml×6回

エネルギー 550kcal
たんぱく質 12.0g
脂質 30.0g
炭水化物 55.0g

食材費(1人分) **49円**

エネルギー 99kcal，たんぱく質 2.8g，脂質 3.9g，炭水化物 13.3g

食べ方の目安

首がしっかりすわる，支えてやると座れる，食べ物に興味を示す，スプーンなどを口に入れても舌で押し出すことが少なくなった頃を目安に離乳食を始めてみましょう

MENU

- 五分粥（10倍粥）45g
- 卵黄マッシュ
- 野菜煮だしスープ
- じゃがいもケチャップ煮
- ほうれんそう葉先ミルク煮
- りんごコンポート

形態の目安
なめらかにすりつぶした状態

この時期の食事の進め方

- 1日のうちで赤ちゃんの機嫌が良く，落ち着ける時間に
- 赤ちゃんの姿勢を少し後ろに傾けるようにして与えます
  口に入った食べ物を嚥下（飲み込む）反射が出る位置まで送ることを覚えます
- 赤ちゃんの様子をみながら，飲み込みやすいものを1さじから
  1品ずつの離乳食にも慣れ，量も多くなってきたら食事の種類を増やしていきましょう
- 母乳やミルクは欲しがるだけ飲ませます

この時期は食べ物を飲み込むこと，舌触りや味に慣れることが目標です

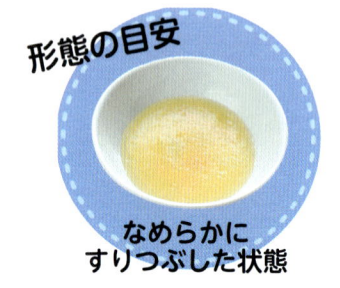

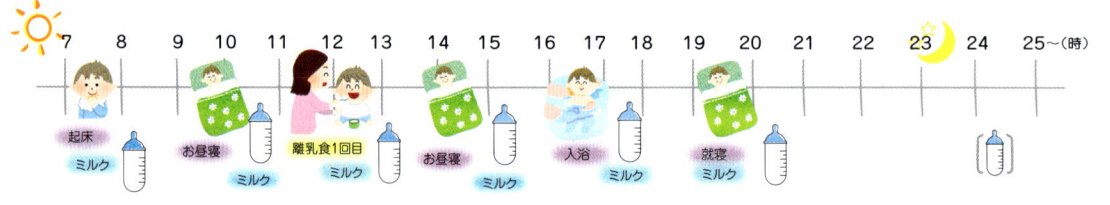

生活リズム（例）

7　8　9　10　11　12　13　14　15　16　17　18　19　20　21　22　23　24　25～（時）

起床／ミルク　お昼寝／ミルク　離乳食1回目／ミルク　お昼寝／ミルク　入浴／ミルク　就寝／ミルク

献立紹介

できあがった料理を食べやすい形態になるまですりつぶします。よりなめらかにしたい場合はうらごしします。
料理は作りやすい分量で作って，小分けにしてフリージングすると便利です。

五分粥（10倍粥）45g

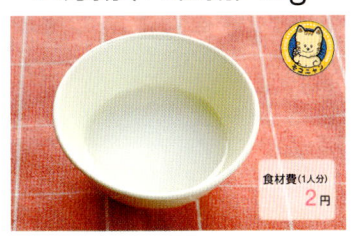

食材費（1人分）2円

「○倍粥」はお米の重量1に対して水が○倍という意味。
【五分粥（10倍粥）】お米1に対して水が10

材料（作りやすい分量）
米‥‥‥‥‥‥‥‥‥‥100g
水‥‥‥‥‥カップ5（1000g）

【作り方】
1. 米をといで10倍量の水に1時間浸水させる。
2. 鍋に1を入れ，中火で沸騰させてから蓋をずらし，火を弱めて50分ほど炊き，火を止め10分蒸らす。（炊飯器でも簡単に作れます）

五分粥1食45gあたり	
エネルギー	16kcal
たんぱく質	0.2g
脂質	0g
炭水化物	3.6g
カルシウム	0mg
鉄	0mg
塩分	0g

卵黄マッシュ

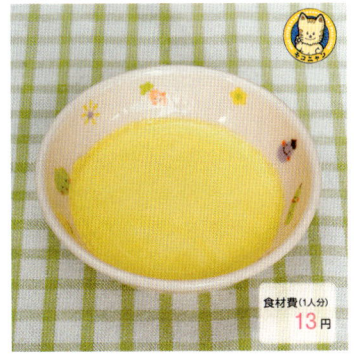

食材費（1人分）13円

材料（1人分）
卵黄（ゆで）‥‥‥‥1/2個分（7.5g）
だし汁‥‥‥‥‥‥‥‥‥‥少々

【作り方】
1. 卵は固ゆでにする。（沸騰後12～13分ゆでる）
2. 卵黄を取り出してすりつぶす。
3. だし汁でのばす。

エネルギー	29kcal
たんぱく質	1.3g
脂質	2.5g
炭水化物	0g
カルシウム	11mg
鉄	0.4mg
塩分	0g

野菜煮だしスープ

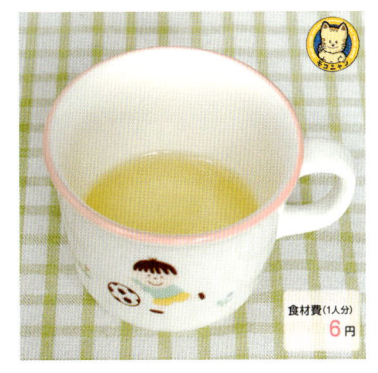

食材費（1人分）6円

材料（1人分）
にんじん‥‥‥‥‥‥‥‥‥5g
たまねぎ‥‥‥‥‥‥‥‥‥10g
キャベツ‥‥‥‥‥‥‥‥‥10g
だし汁‥‥‥‥‥大さじ4（60g）

【作り方】
1. よく洗った野菜をざく切りにする。
2. 鍋に1を入れ，ひたひたになる程度のだし汁を注ぎ，軟らかくなるまでじっくり煮込む。
3. ざるでこし，煮だし汁をつくる。

エネルギー	− kcal
たんぱく質	− g
脂質	− g
炭水化物	− g
カルシウム	− mg
鉄	− mg
塩分	− g

じゃがいもケチャップ煮

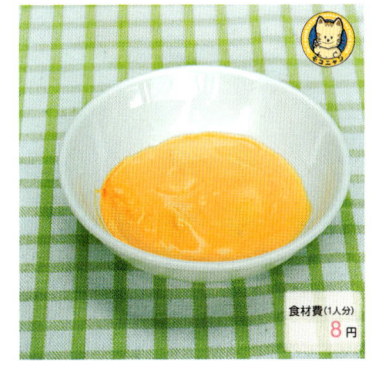

食材費（1人分）8円

材料（1人分）
じゃがいも‥‥‥‥‥‥‥‥10g
コンソメスープの素‥‥‥‥少々
ケチャップ‥‥‥小さじ1/2弱（2g）

【作り方】
1. じゃがいもはさいの目に切り，ひたひたになる程度の水でゆでる。
2. じゃがいもが軟らかくなったら，コンソメスープの素・ケチャップを加えてつぶしながら煮る。

エネルギー	10kcal
たんぱく質	0.2g
脂質	0g
炭水化物	2.4g
カルシウム	1mg
鉄	0.1mg
塩分	0.2g

ほうれんそう葉先ミルク煮

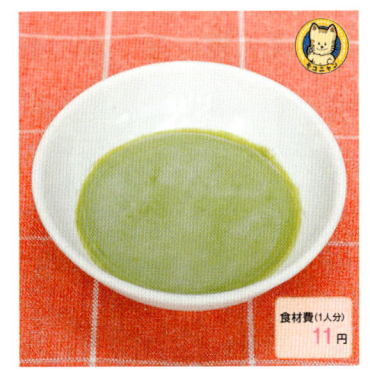

食材費（1人分）11円

材料（1人分）
ほうれんそう（葉先）‥‥‥‥10g
コンソメスープの素‥‥‥‥少々
牛乳‥‥‥‥‥‥‥小さじ2（10g）
バター‥‥‥‥‥‥小さじ1/4（1g）

【作り方】
1. ほうれんそうは軟らかくなるまでゆで，細かく切る。
2. 鍋に1とひたひたになる程度の水とコンソメスープの素を入れて軟らかくなるまで煮込む。
3. 2に牛乳とバターを加えて煮る。
（牛乳の代わりに育児用ミルクでも代用できます）

エネルギー	17kcal
たんぱく質	0.6g
脂質	1.2g
炭水化物	0.9g
カルシウム	16mg
鉄	0.2mg
塩分	0.1g

りんごコンポート

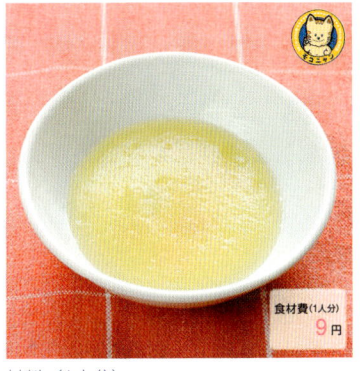

食材費（1人分）9円

材料（1人分）
りんご（果肉）‥‥‥‥‥‥20g
砂糖‥‥‥‥‥‥‥小さじ2/3（2g）

【作り方】
1. りんごは細かく切る。
2. 鍋に1と砂糖を入れ，りんごがひたひたになる程度の水を入れて，くたくたになるまで煮る。

エネルギー	19kcal
たんぱく質	0g
脂質	0g
炭水化物	5.1g
カルシウム	1mg
鉄	0mg
塩分	0g

離乳中期（7ヵ月頃〜）の食べ方の目安

離乳食が慣れてきたら**1日2回食**にしていきましょう♪

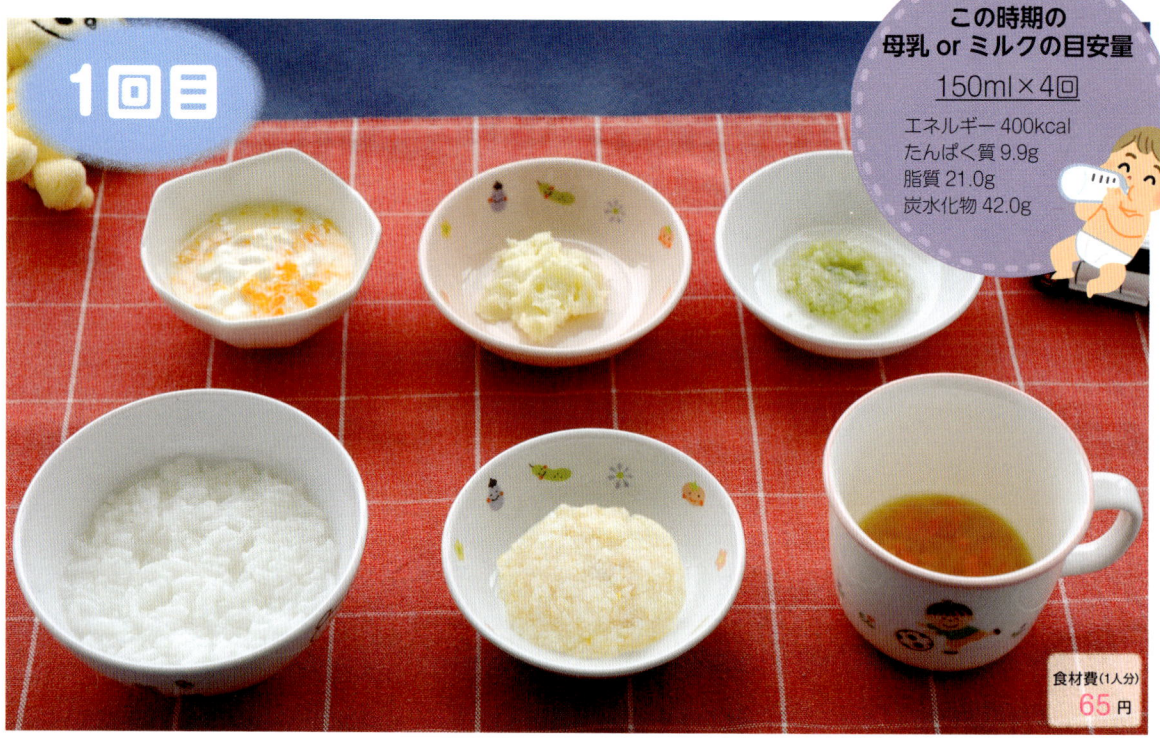

1回目

この時期の
母乳 or ミルクの目安量
150ml×4回

エネルギー 400kcal
たんぱく質 9.9g
脂質 21.0g
炭水化物 42.0g

エネルギー 140kcal，たんぱく質 5.0g，脂質 4.6g，炭水化物 19.4g

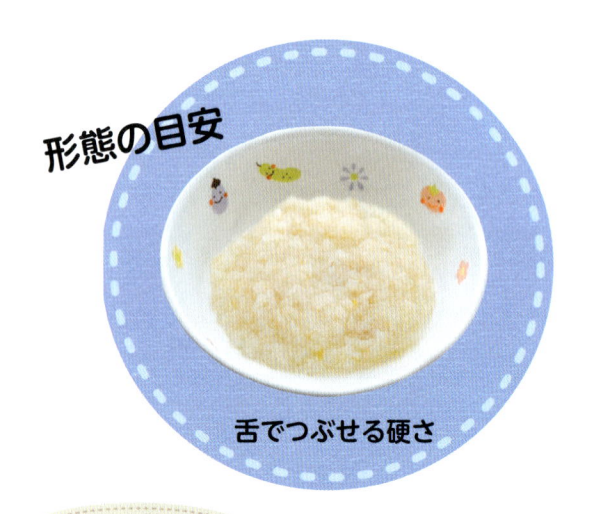

食材費(1人分)
65円

MENU
- 全粥（5倍粥）50g
- 白身魚のバター煮
- 味噌汁
- ポテトサラダ
- おろしきゅうり酢の物
- フルーツヨーグルトあえ

形態の目安

舌でつぶせる硬さ

生活リズム（例）

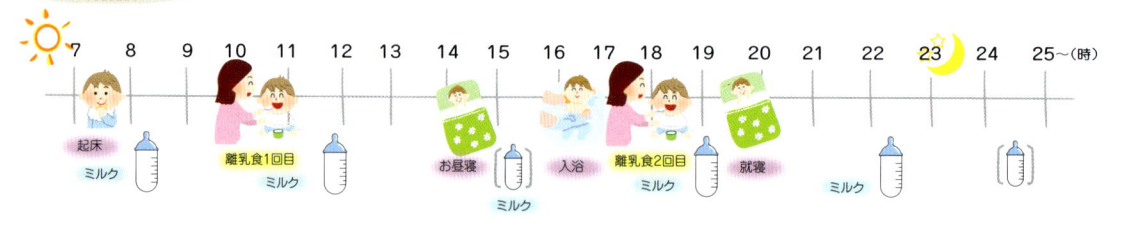

7　8　9　10　11　12　13　14　15　16　17　18　19　20　21　22　23　24　25〜（時）

起床　ミルク　ミルク　離乳食1回目　ミルク　お昼寝　ミルク　入浴　離乳食2回目　ミルク　就寝　ミルク　ミルク

2回目

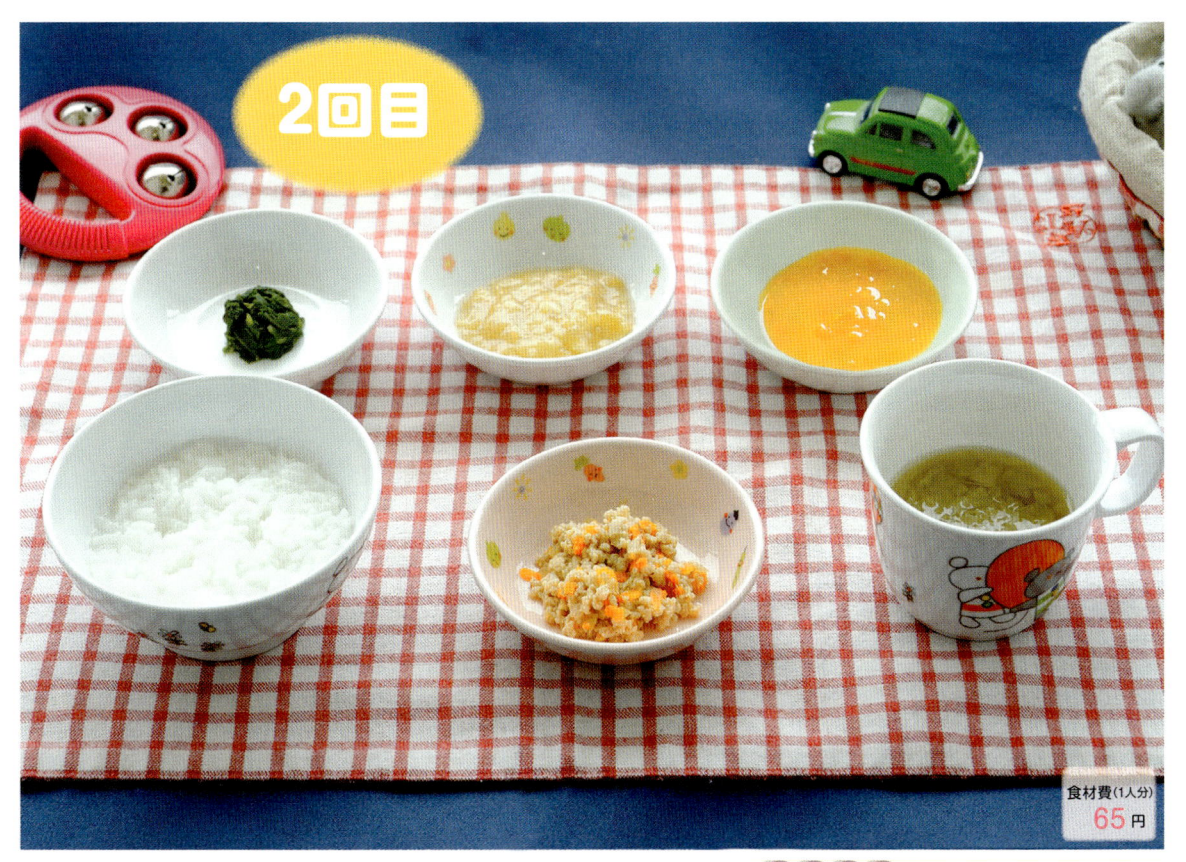

食材費(1人分) 65円

エネルギー 137kcal，たんぱく質 5.4g，脂質 4.4g，炭水化物 19.1g

MENU

- 全粥(5倍粥)50g
- 鶏ミンチの野菜味噌煮
- 野菜スープ
- ちんげん菜の煮物
- かぼちゃのミルク煮
- バナナ果肉

食べ方の目安

- 1日2回食で食事のリズムをつけていきましょう
- いろいろな味や舌ざわりを楽しめるように食品の種類を増やしていきましょう

この時期の食事の進め方

- 決まった時間に与えます
- 唇を使ってスプーンから食物を取り込み，舌と上あごで食べ物をつぶすことを覚えます
  もぐもぐ練習を増やしましょう
- つぶした食べ物をひとまとめにする動きを覚えます
  飲み込みにくいものはとろみをつけることも工夫の一つです
- 食品の数を増やしていきます
  卵は卵黄から全卵へ，魚は白身から赤身，青魚へと進めていきます。乳製品や鶏肉，豆類，いろいろな野菜，海藻など種類を増やします
- 栄養バランスも考えた献立に
  1回の離乳食に，粥やうどんなどの穀類やたんぱく源のもの，野菜が必ず入っていることが理想です
- 家族の食事から調味する前のものを取り分けたり，薄味のものを取り入れていきましょう
  食塩，砂糖，油など調味料も使用して，それぞれの食品のもつ味を活かしながらおいしく調理します
- 母乳またはミルクは離乳食の後に与えましょう
  離乳食が増えるにしたがって母乳やミルクの量が減り，母乳やミルクから自然に食事に移行できるようになります

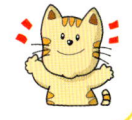

1回目 料理は作りやすい分量で作って小分けにしてフリージングすると便利です。

全粥（5倍粥）50g

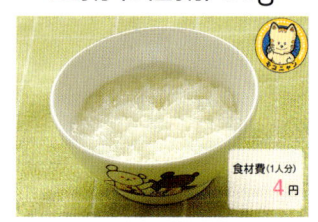

食材費(1人分) 4円

「○倍粥」はお米の重量1に対して水が○倍という意味。
【全粥（5倍粥）】お米1に対して水が5

材料（作りやすい分量）
米 …………………… 100g
水 …… カップ2と1/2（500g）

【作り方】
1. 米をといで5倍量の水に1時間浸水させる。
2. 鍋に1を入れ，中火で沸騰させてからふたをずらし，火を弱め50分程度炊き，火を止め10分蒸らす。
（炊飯器でも簡単に作れます）

全粥1食50gあたり
エネルギー：36kcal
たんぱく質：0.6g
脂質：0.1g
炭水化物：7.9g
カルシウム：1mg
鉄：0mg
塩分：0g

白身魚のバター煮

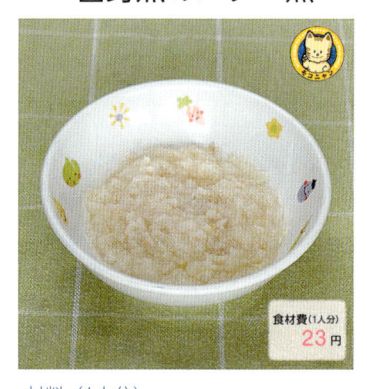

食材費(1人分) 23円

材料（1人分）
白身魚切り身 …………… 15g
A ｛ コンソメスープの素 …… 少々
    バター ……… 小さじ1/2（2g）

【作り方】
1. 鍋に白身魚とひたひたになる程度の水とAを入れ，くたくたになるまでつぶしながら煮る。

エネルギー：27kcal
たんぱく質：2.7g
脂質：1.7g
炭水化物：0.1g
カルシウム：5mg
鉄：0mg
塩分：0.2g

味噌汁

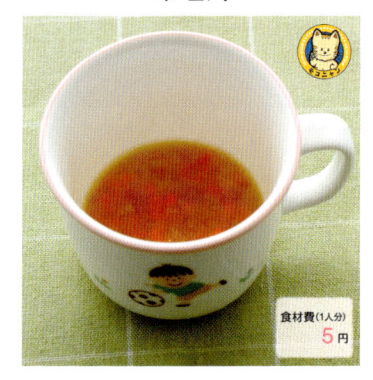

食材費(1人分) 5円

材料（1人分）
にんじん …………………… 5g
大根 ………………………… 5g
だし汁 …… 大さじ2と2/3（40g）
みそ ………… 小さじ1/2（3g）

【作り方】
1. にんじんと大根はみじん切りにする。
2. 鍋に1とだし汁を入れて煮る。
3. 具が軟らかくなったらみそを溶き入れてひと煮立ちさせる。

エネルギー：10kcal
たんぱく質：0.6g
脂質：0.2g
炭水化物：1.3g
カルシウム：7mg
鉄：0.1mg
塩分：0.4g

ポテトサラダ

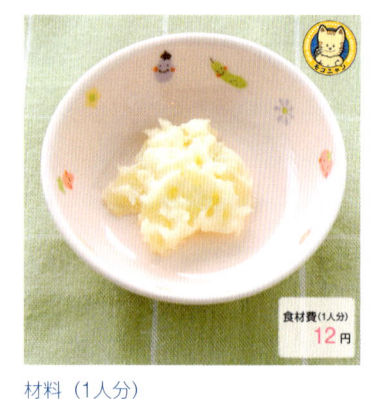

食材費(1人分) 12円

材料（1人分）
じゃがいも ………………… 15g
マヨネーズ …… 小さじ1弱（3g）

【作り方】
1. じゃがいもは細かく切り，軟らかくなるまでゆでる。
2. 水気をきって，熱いうちにフォークでつぶす。
3. マヨネーズを加えて混ぜる。

エネルギー：32kcal
たんぱく質：0.3g
脂質：2.2g
炭水化物：2.7g
カルシウム：1mg
鉄：0.1mg
塩分：0.1g

おろしきゅうり酢の物

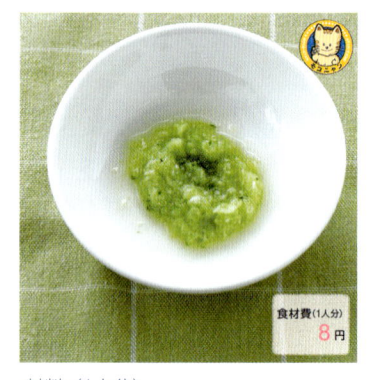

食材費(1人分) 8円

材料（1人分）
きゅうり …………………… 15g
A ｛ 砂糖 ………… 小さじ1/3（1g）
    酢 ……………………… 少々

【作り方】
1. きゅうりはよく洗ってすりおろす。
2. Aを混ぜ合わせ，1を加える。

エネルギー：6kcal
たんぱく質：0.2g
脂質：0g
炭水化物：1.5g
カルシウム：4mg
鉄：0mg
塩分：0g

フルーツヨーグルトあえ

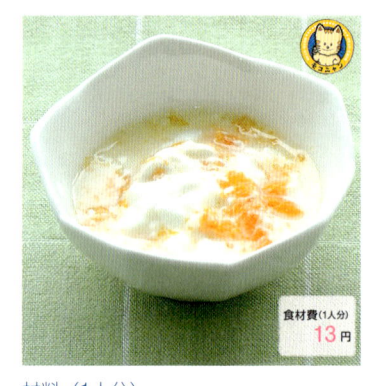

食材費(1人分) 13円

材料（1人分）
みかん（果肉） …………… 20g
プレーンヨーグルト … 大さじ1（15g）
砂糖 …………… 小さじ1（3g）

【作り方】
1. みかんは細かく切る。
2. プレーンヨーグルトと砂糖を混ぜ，1を入れる。

エネルギー：30kcal
たんぱく質：0.7g
脂質：0.5g
炭水化物：6.0g
カルシウム：21mg
鉄：0mg
塩分：0g

2回目 料理は作りやすい分量で作って小分けにしてフリージングすると便利です。

全粥（5倍粥）50g

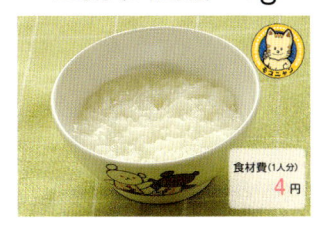

「○倍粥」はお米の重量1に対して水が○倍という意味。
【全粥（5倍粥）】お米1に対して水が5

食材費(1人分) 4円

材料（作りやすい分量）
米……………… 100g
水…カップ 2 と 1/2 (500g)

【作り方】
1. 米をといで5倍量の水に1時間浸水させる。
2. 鍋に1を入れ，中火で沸騰させてからふたをずらし，火を弱め50分程度炊き，火を止め10分蒸らす。（炊飯器でも簡単に作れます）

全粥1食50gあたり
エネルギー：36kcal
たんぱく質：0.6g
脂質：0.1g
炭水化物：7.9g
カルシウム：1mg
鉄：0mg
塩分：0g

鶏ミンチの野菜味噌煮

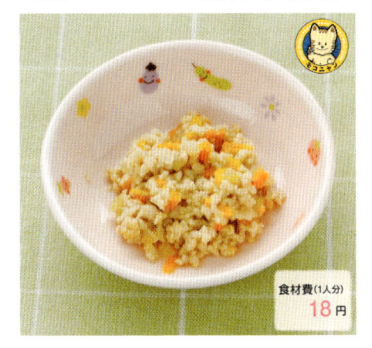

食材費(1人分) 18円

材料（1人分）
にんじん……………… 3g
たまねぎ……………… 3g
鶏ミンチ……………… 15g
だし汁……… 大さじ 2 (30g)
みそ………… 小さじ 1/3 (2g)

【作り方】
1. にんじんとたまねぎはみじん切りにし，軟らかくなるまでゆでる。
2. 鍋にだし汁を入れ，1と鶏ミンチをつぶしながら煮る。
3. 2にみそを入れてさらに煮込む。

エネルギー：35kcal
たんぱく質：3.1g
脂質：1.9g
炭水化物：1.0g
カルシウム：6mg
鉄：0.2mg
塩分：0.3g

野菜スープ

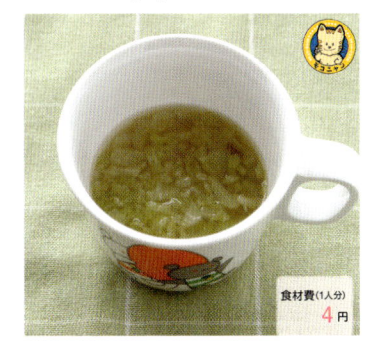

食材費(1人分) 4円

材料（1人分）
大根 ……………… 10g
キャベツ……………… 10g
だし汁……… 大さじ 4 (60g)

【作り方】
1. 大根・キャベツはみじん切りにする。
2. 1を鍋に入れ，ひたひたになる程度のだし汁を入れ，軟らかくなるまで煮る。

エネルギー：6kcal
たんぱく質：0.5g
脂質：0.1g
炭水化物：0.9g
カルシウム：8mg
鉄：0.1mg
塩分：0.1g

ちんげん菜の煮物

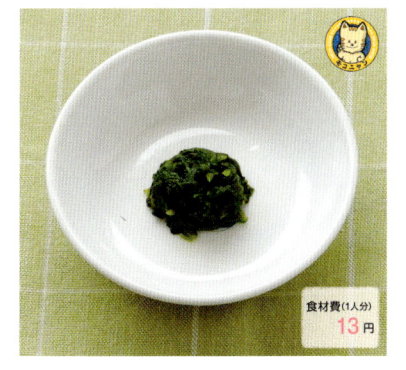

食材費(1人分) 13円

材料（1人分）
ちんげん菜（葉先）……… 15g
A ┤ だし汁 …大さじ 1 と 2/3 (25g)
　　 うすくちしょうゆ………… 少々
　　 砂糖 ……………………… 少々

【作り方】
1. ちんげん菜は細かく切る。
2. 鍋にAを入れて煮立て，ちんげん菜を入れて軟らかくなるまで煮る。

エネルギー：5kcal
たんぱく質：0.3g
脂質：0g
炭水化物：0.9g
カルシウム：16mg
鉄：0.2mg
塩分：0.2g

かぼちゃのミルク煮

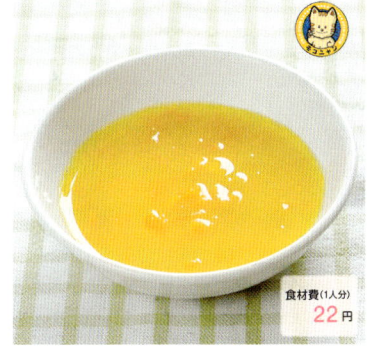

食材費(1人分) 22円

材料（1人分）
かぼちゃ……………… 15g
コンソメスープの素 ……… 少々
牛乳 ………… 大さじ 1 (15g)
バター………… 小さじ 1/2 (2g)

【作り方】
1. かぼちゃは皮をむき，1cm角に切る。
2. 鍋に1とひたひたになる程度の水とコンソメスープの素を入れて，軟らかくなるまで煮る。
3. 1に牛乳・バターを加えてさらに煮込む。

エネルギー：39kcal
たんぱく質：0.8g
脂質：2.2g
炭水化物：3.9g
カルシウム：19mg
鉄：0.1mg
塩分：0.2g

バナナ果肉

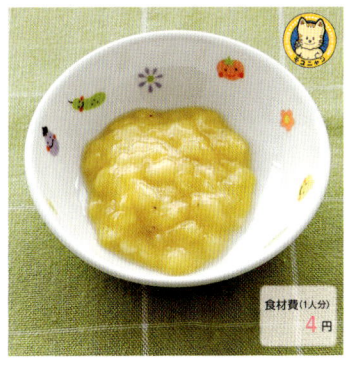

食材費(1人分) 4円

材料（1人分）
バナナ（果肉）………… 20g

エネルギー：17kcal
たんぱく質：0.2g
脂質：0g
炭水化物：4.5g
カルシウム：1mg
鉄：0.1mg
塩分：0g

離乳後期（9ヵ月頃〜）の食べ方の目安

食事が進めば3回食に♪生活リズムを整えていきます♪

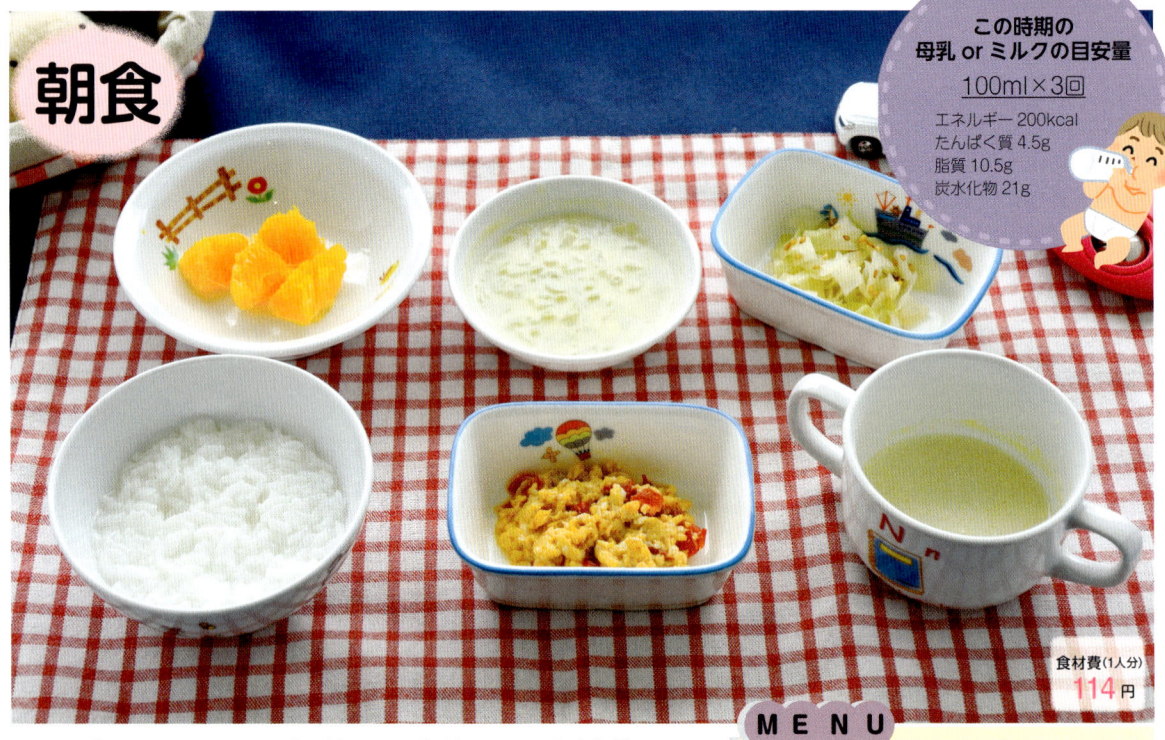

朝食

この時期の母乳orミルクの目安量
100ml×3回
エネルギー 200kcal
たんぱく質 4.5g
脂質 10.5g
炭水化物 21g

食材費(1人分) 114円

エネルギー 229kcal，たんぱく質 7.1g，脂質 11.0g，炭水化物 24.9g

MENU
- 全粥(5倍粥)90g
- トマトスクランブル
- パンプキンクリームスープ
- キャベツのごまあえ
- アスパラガスのミルク煮
- オレンジ果肉

食べ方の目安
- 食事のリズムを大切に，1日3回食に進めていきましょう
- 家族一緒に楽しい食卓の体験をしていきましょう

形態の目安
歯茎でつぶせる硬さ

この時期の食事の進め方
- 食欲に応じて離乳食の量を増やし，食後に母乳またはミルクを与えます
  食後の母乳・ミルクとは別に母乳は欲するままに，ミルクは2回程度与えましょう
- 鉄の不足に注意しましょう
  赤身の魚や肉，レバーを取り入れ，調理に使用する牛乳・乳製品のかわりに育児用ミルクを使用するなど鉄分をとる工夫をしましょう
- やわらかめの食べ物を前歯を使ってかじり取り，唇を閉じて取り込むことを覚えます
- 舌と上あごでつぶせないものを歯茎の上でつぶすことを覚えます

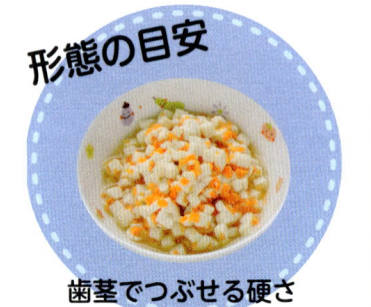

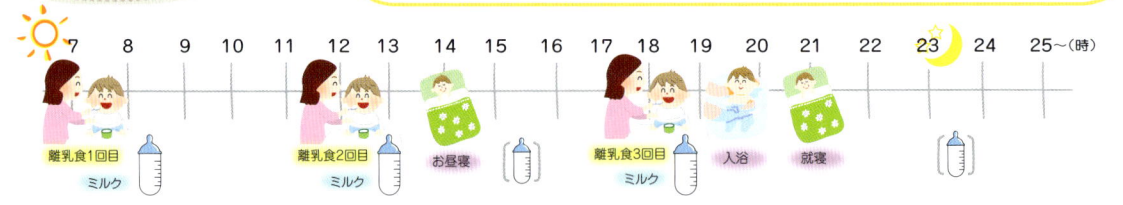

生活リズム（例）

7　8　9　10　11　12　13　14　15　16　17　18　19　20　21　22　23　24　25〜(時)

離乳食1回目 ミルク　　離乳食2回目 ミルク　お昼寝　　離乳食3回目 ミルク　入浴　就寝

昼食

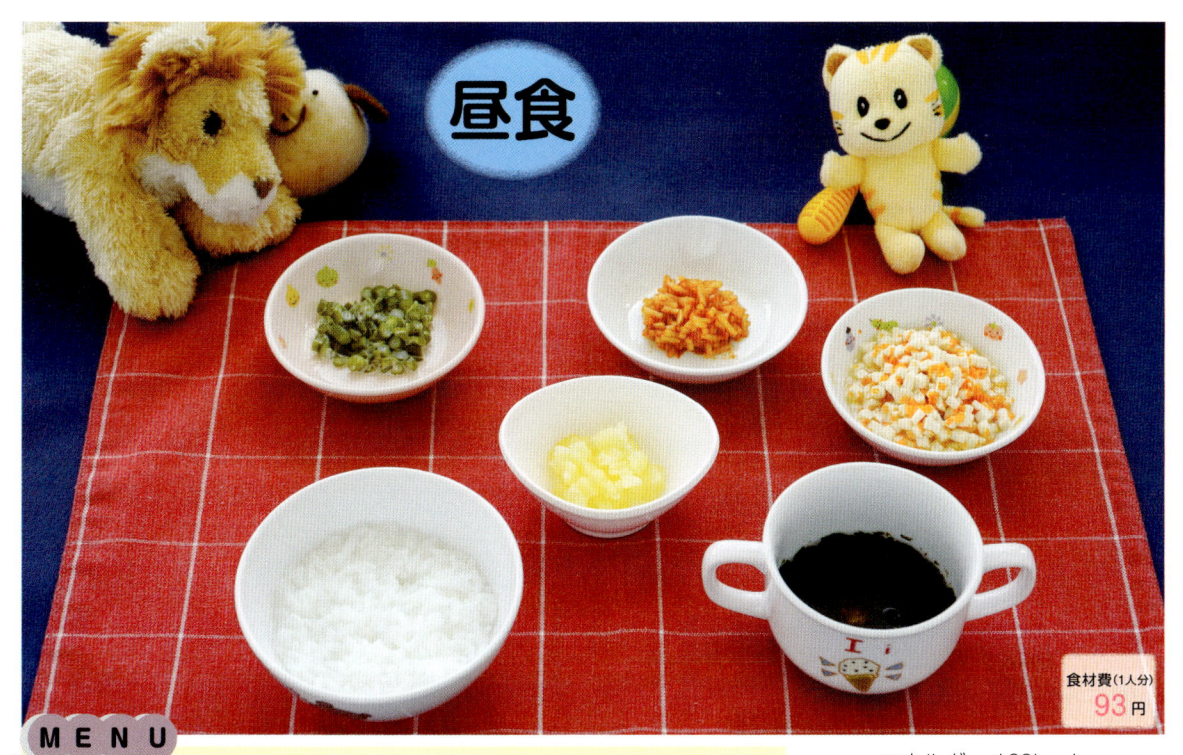

食材費(1人分) 93円

MENU
- 全粥(5倍粥)90g
- 豆腐野菜バター焼き
- ほうれんそうおすまし
- スパゲティケチャップ煮
- さやいんげんのマヨネーズあえ
- パイナップル果肉

エネルギー 168kcal
たんぱく質 4.5g，脂質 6.2g
炭水化物 23.1g

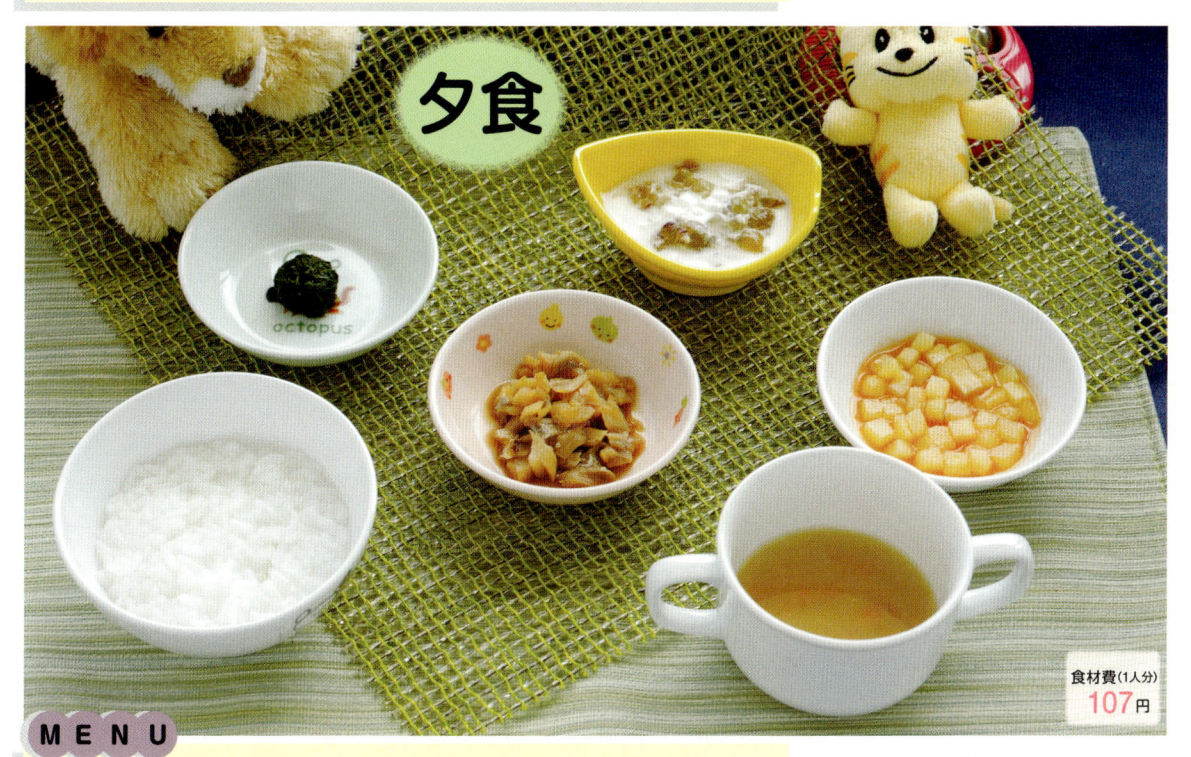

夕食

食材費(1人分) 107円

MENU
- 全粥(5倍粥)90g
- さわらの煮つけ
- 味噌汁(具あり)
- ゆでさつまいもケチャップ煮
- しろな葉先煮びたし
- フルーツヨーグルト・あえ

エネルギー 173kcal
たんぱく質 7.0g，脂質 2.8g
炭水化物 29.4g

朝食

料理は作りやすい分量で作って小分けにしてフリージングすると便利です。

全粥（5倍粥）90g

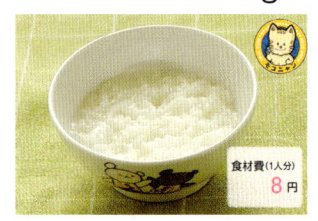

食材費(1人分) 8円

「○倍粥」はお米の重量1に対して水が○倍という意味。
【全粥（5倍粥）】お米1に対して水が5

材料（作りやすい分量）
米 ・・・・・・・・・・・・・・・・ 100g
水 ・・・ カップ2と1/2（500g）

【作り方】
1. 米をといで5倍量の水に1時間浸水させる。
2. 鍋に1を入れ、中火で沸騰させてからふたをずらし、火を弱め50分程度炊き、火を止め10分蒸らす。（炊飯器でも簡単に作れます）

全粥1食90gあたり
エネルギー：64kcal
たんぱく質：1.0g
脂質：0.1g
炭水化物：14.1g
カルシウム：1mg
鉄：0mg
塩分：0g

トマトスクランブル

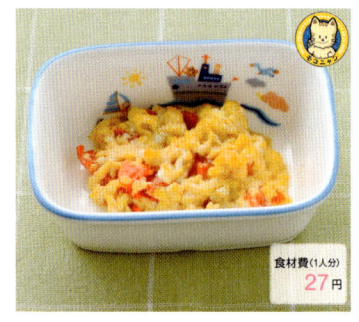

食材費(1人分) 27円

材料（1人分）
卵 ・・・・・・・・・・・・・・ 1/2個（25g）
トマト ・・・・・・・・・・・・・・・・ 10g
バター ・・・・・・・・・・ 小さじ1（4g）

【作り方】
1. トマトは皮と種を取り、細かく切る。
2. フライパンにバターを入れて溶かし、溶いた卵と1を入れてスクランブルにする。

エネルギー：69kcal
たんぱく質：3.2g
脂質：5.8g
炭水化物：0.6g
カルシウム：14mg
鉄：0.5mg
塩分：0.2g

パンプキンクリームスープ

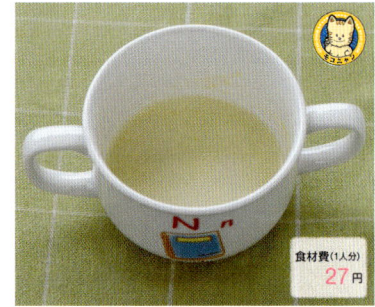

食材費(1人分) 27円

材料（1人分）
かぼちゃ ・・・・・・・・・・・・・・・・ 15g
たまねぎ ・・・・・・・・・・・・・・・・ 10g
A ｛ 水 ・・・・・・・・・・ カップ1/4（50g）
　　コンソメスープの素 ・・・ 小さじ1/3（1g）
　　牛乳 ・・・・・・・・・・・・ 大さじ2（30g）
B ｛ バター ・・・・・・・・・・・・・・・・ 少々
　　生クリーム ・・・・・・・・ 小さじ1/2（2.5g）

【作り方】
1. かぼちゃとたまねぎは細かく切る。
2. 鍋に1とAを入れ、軟らかくなるまで煮てすりつぶす。
3. 2にBを加えてのばし、鍋に戻して温め、ひと煮立ちさせる。

エネルギー：54kcal
たんぱく質：1.5g
脂質：2.7g
炭水化物：5.9g
カルシウム：40mg
鉄：0.1mg
塩分：0.5g

キャベツのごまあえ

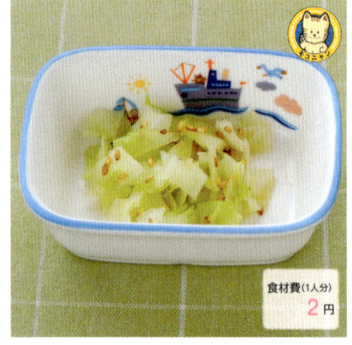

食材費(1人分) 2円

材料（1人分）
キャベツ ・・・・・・・・・・・・・・・・ 15g
すりごま ・・・・・・・・・・・・・・・・ 少々
しょうゆ ・・・・・・・・・・・・・・・・ 少々

【作り方】
1. キャベツは細かく切り、軟らかくなるまでゆでる。
2. 水気をきったら、すりごまとしょうゆを加えて混ぜる。

エネルギー：5kcal
たんぱく質：0.3g
脂質：0.1g
炭水化物：0.9g
カルシウム：9mg
鉄：0.1mg
塩分：0.1g

アスパラガスのミルク煮

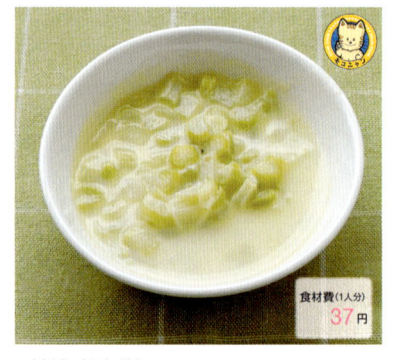

食材費(1人分) 37円

材料（1人分）
アスパラガス ・・・・・・・・・・・・・・ 15g
コンソメスープの素 ・・・・・・・・ 少々
牛乳 ・・・・・・・・・ 大さじ1（15g）
バター ・・・・・・・・・・ 小さじ1/2（2g）

【作り方】
1. アスパラガスは細かく切る。
2. 鍋に1とひたひたになる程度の水とコンソメスープの素を入れて軟らかくなるまで煮込む。
3. 2に牛乳とバターを加えてひと煮立ちさせる。（牛乳の代わりに育児用ミルクでも代用できます）

エネルギー：29kcal
たんぱく質：0.9g
脂質：2.2g
炭水化物：1.4g
カルシウム：20mg
鉄：0.1mg
塩分：0.2g

オレンジ果肉

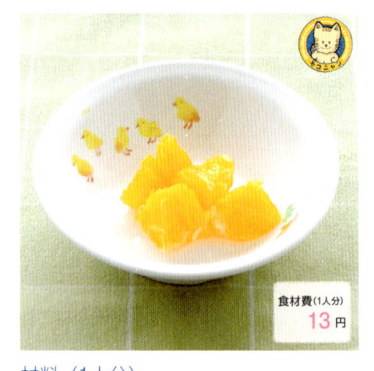

食材費(1人分) 13円

材料（1人分）
オレンジ（果肉） ・・・・・・・・ 20g

エネルギー：8kcal
たんぱく質：0.2g
脂質：0g
炭水化物：2.0g
カルシウム：4mg
鉄：0.1mg
塩分：0g

昼食

料理は作りやすい分量で作って小分けにしてフリージングすると便利です。

全粥（5倍粥）90g

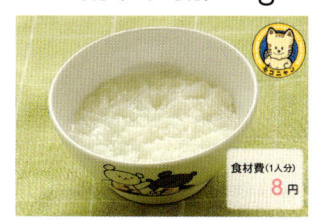

食材費（1人分） 8円

「○倍粥」はお米の重量1に対して水が○倍という意味。
【全粥（5倍粥）】お米1に対して水が5

材料（作りやすい分量）
米………………… 100g
水… カップ2と1/2（500g）

【作り方】
1. 米をといで5倍量の水に1時間浸水させる。
2. 鍋に1を入れ、中火で沸騰させてからふたをずらし、火を弱めて50分程度炊き、火を止め10分蒸らす。（炊飯器でも簡単に作れます）

全粥1食90gあたり
エネルギー ：64kcal
たんぱく質 ：1.0g
脂質 ：0.1g
炭水化物 ：14.1g
カルシウム ：1mg
鉄 ：0mg
塩分 ：0g

豆腐野菜バター焼き

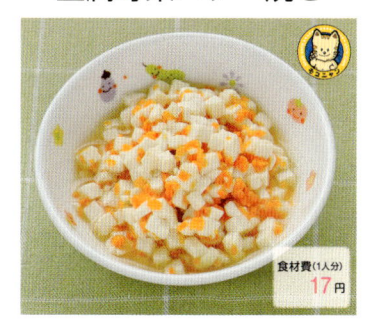

食材費（1人分） 17円

材料（1人分）
絹ごし豆腐………………… 40g
にんじん…………………… 10g
バター………… 小さじ1/2（2g）
うすくちしょうゆ ………… 少々

【作り方】
1. 絹ごし豆腐は5mm角に切り、さっとゆでる。
2. にんじんはみじん切りにしてゆでる。
3. 鍋にバターを入れて溶かし、1・2・うすくちしょうゆを入れて炒め煮にする。

エネルギー ：41kcal
たんぱく質 ：2.1g
脂質 ：2.8g
炭水化物 ：1.8g
カルシウム ：26mg
鉄 ：0.4mg
塩分 ：0.2g

ほうれんそうおすまし

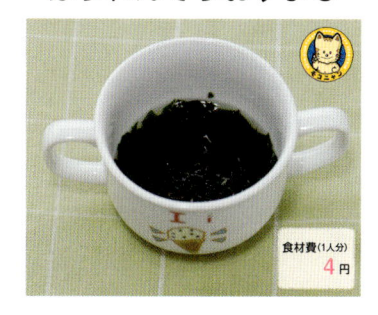

食材費（1人分） 4円

材料（1人分）
ほうれんそう（葉先）………… 5g
もみのり（焼きのり）……… 少々
A ┌ だし汁 ……カップ1/4（50g）
　├ うすくちしょうゆ ……… 少々
　└ 塩 …………………………… 少々

【作り方】
1. ほうれんそうは軟らかくなるまでゆで、細かく切る。
2. 鍋にAを入れてひと煮立ちさせ、1を入れる。
3. 器に盛り、もみのりを散らす。

エネルギー ：4kcal
たんぱく質 ：0.5g
脂質 ：0.1g
炭水化物 ：0.4g
カルシウム ：5mg
鉄 ：0.1mg
塩分 ：0.3g

スパゲティケチャップ煮

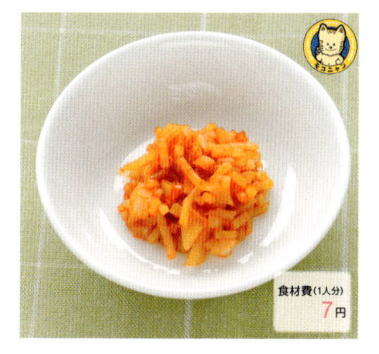

食材費（1人分） 7円

材料（1人分）
スパゲティ（乾）……3g（2～3本）
たまねぎ…………………… 5g
A ┌ バター ……… 小さじ1/2（2g）
　└ ケチャップ 小さじ1/2（2.5g）

【作り方】
1. スパゲティは短く折り、軟らかくなるまでゆでる。
2. たまねぎは細かく切る。
3. 鍋に1・2とひたひたになる程度の水とAを入れて煮る。

エネルギー ：31kcal
たんぱく質 ：0.5g
脂質 ：1.7g
炭水化物 ：3.3g
カルシウム ：2mg
鉄 ：0.1mg
塩分 ：0.1g

さやいんげんのマヨネーズあえ

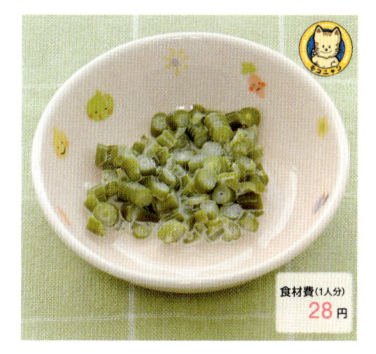

食材費（1人分） 28円

材料（1人分）
さやいんげん……………… 15g
マヨネーズ……… 小さじ1/2（2g）

【作り方】
1. さやいんげんは軟らかくなるまでゆで、細かく切る。
2. 水気をきり、マヨネーズを入れて混ぜる。

エネルギー ：18kcal
たんぱく質 ：0.3g
脂質 ：1.5g
炭水化物 ：0.9g
カルシウム ：7mg
鉄 ：0.1mg
塩分 ：0g

パイナップル果肉

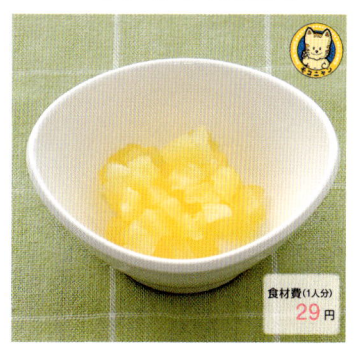

食材費（1人分） 29円

材料（1人分）
パイナップル（果肉）… 20g

エネルギー ：10kcal
たんぱく質 ：0.1g
脂質 ：0g
炭水化物 ：2.7g
カルシウム ：2mg
鉄 ：0mg
塩分 ：0g

夕食

料理は作りやすい分量で作って小分けにしてフリージングすると便利です。

全粥（5倍粥）90g

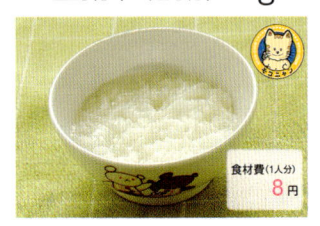

食材費（1人分） 8円

「○倍粥」はお米の重量1に対して水が○倍という意味。
【全粥（5倍粥）】お米1に対して水が5

材料（作りやすい分量）
米‥‥‥‥‥‥‥‥ 100g
水‥ カップ2と1/2（500g）

【作り方】
1. 米をといで5倍量の水に1時間浸水させる。
2. 鍋に1を入れ，中火で沸騰させてからふたをずらし，火を弱め50分程度炊き，火を止め10分蒸らす。（炊飯器でも簡単に作れます）

全粥1食90gあたり
エネルギー ：64kcal
たんぱく質 ：1.0g
脂質 ：0.1g
炭水化物 ：14.1g
カルシウム ：1mg
鉄 ：0mg
塩分 ：0g

さわらの煮つけ

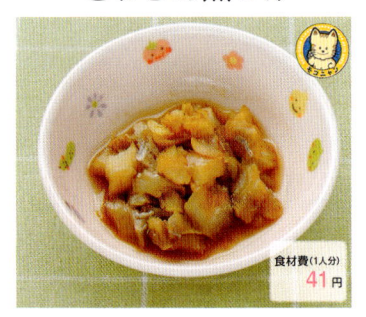

食材費（1人分） 41円

材料（1人分）
さわら‥‥‥‥‥‥‥‥ 20g
A ｛ しょうゆ ‥‥ 小さじ1/3（2g）
　　砂糖 ‥‥‥‥ 小さじ1/3（1g）

【作り方】
1. フライパンに少量の水とAを入れて煮汁を作り，煮立てる。
2. 1にさわらを入れて煮込み，ほぐす。

エネルギー ：41kcal
たんぱく質 ：4.2g
脂質 ：1.9g
炭水化物 ：1.2g
カルシウム ：3mg
鉄 ：0.2mg
塩分 ：0.3g

味噌汁（具あり）

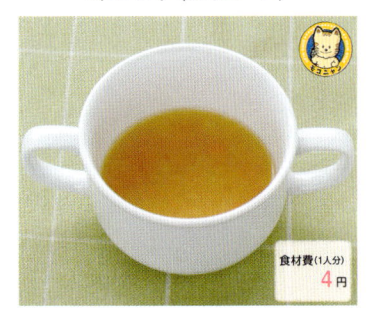

食材費（1人分） 4円

材料（1人分）
たまねぎ‥‥‥‥‥‥‥‥ 5g
大根 ‥‥‥‥‥‥‥‥‥ 5g
だし汁‥‥ 大さじ2と2/3（40g）
みそ ‥‥‥‥‥ 小さじ1/2（3g）

【作り方】
1. たまねぎと大根はみじん切りにする。
2. 鍋に1とだし汁を入れて煮る。
3. 具が軟らかくなったら，みそを溶き入れてひと煮立ちさせる。

エネルギー ：10kcal
たんぱく質 ：0.6g
脂質 ：0.2g
炭水化物 ：1.3g
カルシウム ：6mg
鉄 ：0.1mg
塩分 ：0.4g

ゆでさつまいもケチャップ煮

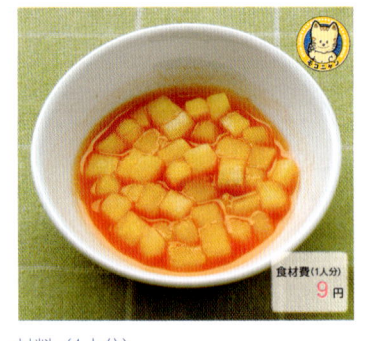

食材費（1人分） 9円

材料（1人分）
さつまいも ‥‥‥‥‥‥ 15g
ケチャップ ‥‥‥ 小さじ1/2（2.5g）

【作り方】
1. さつまいもは皮をむき，1cm角に切る。
2. 鍋に1とひたひたになる程度の水とケチャップを入れ，さつまいもが軟らかくなるまで煮込む。

エネルギー ：23kcal
たんぱく質 ：0.2g
脂質 ：0g
炭水化物 ：5.5g
カルシウム ：6mg
鉄 ：0.1mg
塩分 ：0.1g

しろな葉先煮びたし

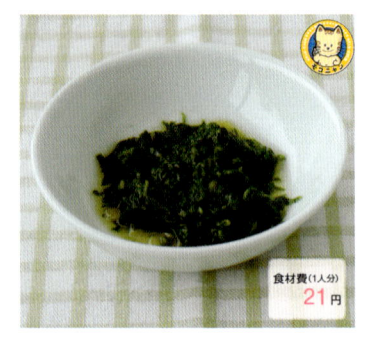

食材費（1人分） 21円

材料（1人分）
しろな（葉先）‥‥‥‥‥‥ 15g
A ｛ だし汁 ‥ 大さじ1と2/3（25g）
　　うすくちしょうゆ ‥‥‥‥少々

【作り方】
1. しろなは細かく切る。
2. 鍋にAを入れて煮立て，1を入れて煮る。

エネルギー ：3kcal
たんぱく質 ：0.4g
脂質 ：0.1g
炭水化物 ：0.4g
カルシウム ：23mg
鉄 ：0.2mg
塩分 ：0.2g

フルーツヨーグルトあえ

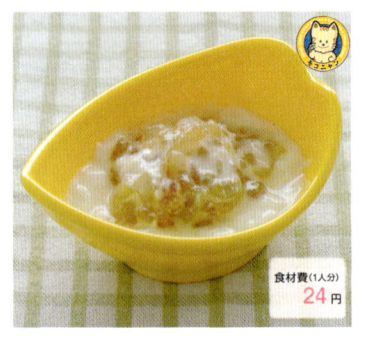

食材費（1人分） 24円

材料（1人分）
ぶどう（果肉）‥‥‥‥‥‥ 20g
プレーンヨーグルト ‥ 大さじ1（15g）
砂糖 ‥‥‥‥‥‥‥ 小さじ1（3g）

【作り方】
1. ぶどうを細かく切り，プレーンヨーグルトと砂糖を加えて混ぜる。

エネルギー ：33kcal
たんぱく質 ：0.6g
脂質 ：0.5g
炭水化物 ：6.9g
カルシウム ：19mg
鉄 ：0mg
塩分 ：0g

コラム16 乳児の便秘

　一般に，便秘とは便が滞った，または出にくい状態のことを言います。乳児期の排便回数は月齢やミルクによって異なり，生後１～３ヵ月の母乳栄養児は平均１日2.9回，人工乳栄養児は１日2.0回と言われています[1]。その後，回数はやや減って，生後６～12ヵ月児で１日平均1.8回になります[1]。排便回数が少なくても，お腹も張っていなくて，機嫌も良くミルクを飲んでしっかり体重が増えていれば，治療の必要はありません。しかし，お腹が張り，ミルクの飲みが悪い，頻回に嘔吐してしまう，排便を痛がる，肛門が裂けて便に血がつくなどの症状を伴っていれば，便秘「症」と呼び，治療が必要となります。中でも，１ヵ月以上便秘症が続く状態を慢性便秘症と呼びます。

　乳児期に起こる慢性便秘症には稀に，ヒルシュスプルング病や直腸肛門奇形などの消化管の病気，二分脊椎などの神経の病気，甲状腺機能低下症などの内分泌の病気などが原因のこともあり，その場合は生まれてすぐ便秘になることが多いです。胎便（生後まもなく赤ちゃんの緑がかった黒い便）が出るのが遅い（生後24時間以降），体重が減る，嘔吐の回数がすごく多い，お腹の張りがかなり強い，肛門の位置がおかしい，などの症状も便秘症の原因に何らかの病気がないか疑う手がかりになります。しかし，慢性便秘症は基礎に病気のないものがほとんどで，母乳から人工乳に移行する時期，離乳食が始まり，便が固形化してくる時期に発症することが多いです。また，牛乳（ミルク）アレルギーが便秘の原因になることもあります。

　乳児の便秘に対しては綿棒刺激も有効なことがあります。やや太めの綿棒にワセリンを塗って，1cm程度肛門に挿入します。そして，大きく「の」の字を書くように３～４回動かし，肛門を広げてあげると便が出やすくなります。前述のようにお腹も張っていなくてミルクの飲みや体重増加が良くて，治療の必要はないと思われるけれど，排便回数が少ないことが気になる赤ちゃんに対して綿棒刺激を行ってあげても良いと思われます。一方，何か困った症状のある便秘「症」の赤ちゃんに対しては浣腸や下剤の内服を行ったりしますが，いろいろ治療を行ってもなかなか良くならない場合は，先ほど述べました，消化管，神経，内分泌の病気でないか検査します。それらの病気ではないことが分かれば，牛乳アレルギーのことも考えて，乳製品制限を行うこともあります。具体的には，母乳栄養児であればお母さんが乳製品（牛乳，チーズ，ヨーグルト）をとらないようにしてもらったり，人工乳栄養児ではニューMA-1®などのアレルギー用のミルクへの変更を行ったり，離乳食開始後であれば，離乳食の乳製品制限を行ったりもします。乳製品制限はまず２週間程度行ってみて効果を見ます。乳製品制限を行っても効果がなければ牛乳アレルギーではないと判断し，制限を解除しますが，効果がある場合は，牛乳アレルギーが便秘の原因と考えられるため，制限を続けます。制限を続ける場合は，大体は１歳過ぎまでは続け，その後，乳製品を摂っても便秘が悪化しないかチャレンジテストを行います。便秘が悪化しなければ制限を続けますが，悪化するようであれば，普通の食事に戻します。

1）小児慢性機能性便秘症ガイドライン　診断と治療社

離乳完了期（12ヵ月頃〜）の食べ方の目安

1日3回＋間食2回の生活リズムを♪自分で食べる楽しみを獲得！

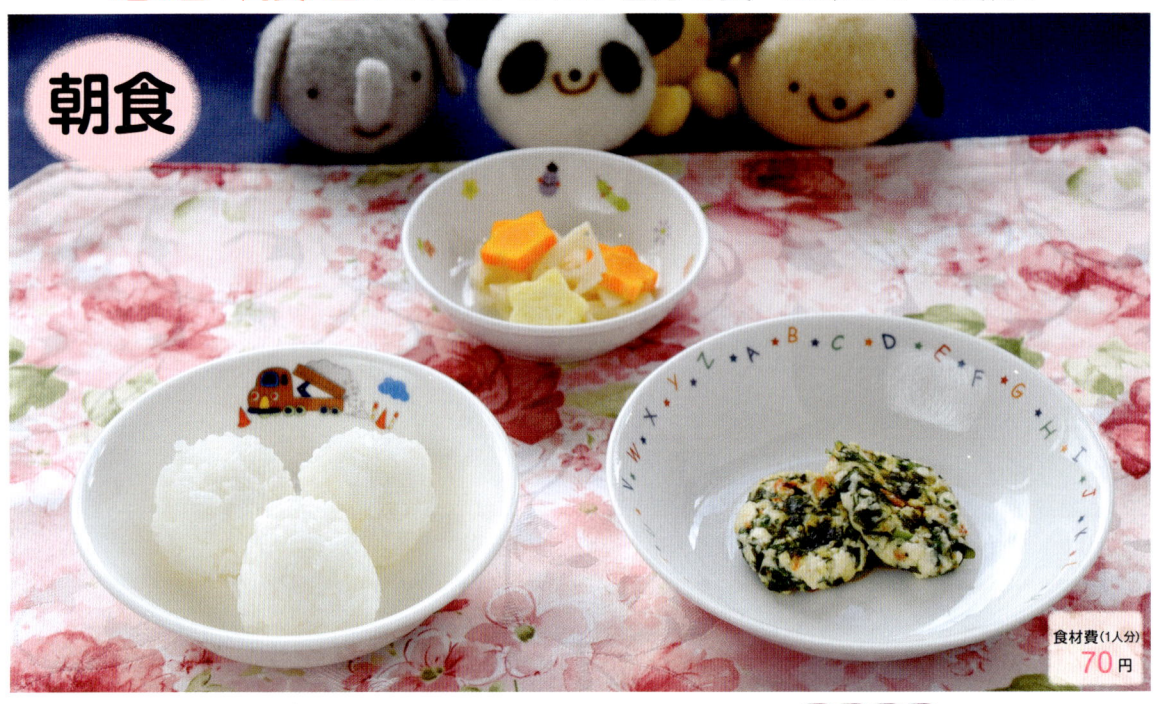

朝食

エネルギー 160kcal， たんぱく質 4.9g， 脂質 2.6g， 炭水化物 28.3g

食材費(1人分) 70円

食べ方の目安
- 1日3回の食事のリズムを大切に生活リズムを整えましょう
- 自分で食べる楽しみを手づかみ食べから始めましょう

この時期の食事の進め方
- 離乳の完了は形のある食べ物を噛み潰すことができるようになり，エネルギーの大部分を母乳または育児用ミルク以外からの食べ物から摂れるようになった状態です
  母乳または育児用ミルクを飲んでいない状態を意味するものではありません
- 食事は3回＋間食2回を目安とします
  母乳やミルクは一人一人の赤ちゃんの離乳の進行及び完了の状況に応じて与えます
- 手づかみ食べを十分にさせましょう
  口へ詰め込みすぎたり，食べこぼしたりしながら一口量を覚えたり，手づかみ食べが上手になるとともに，食具を使った食べる動きを覚えます

形態の目安
歯茎で噛める硬さ

MENU
- 軟飯おにぎり 90g
- 小松菜とわかめの豆腐落とし焼き
- 根菜のレモン甘酢和え

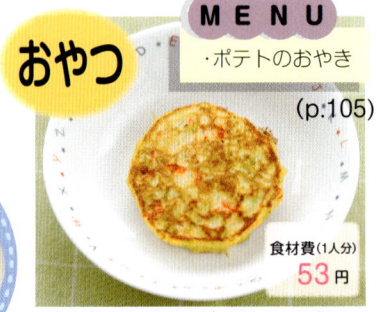

MENU
おやつ
- ポテトのおやき (p:105)

食材費(1人分) 53円

エネルギー 56kcal， たんぱく質 2.9g 脂質 2.2g 炭水化物 6.0g

生活リズム（例）

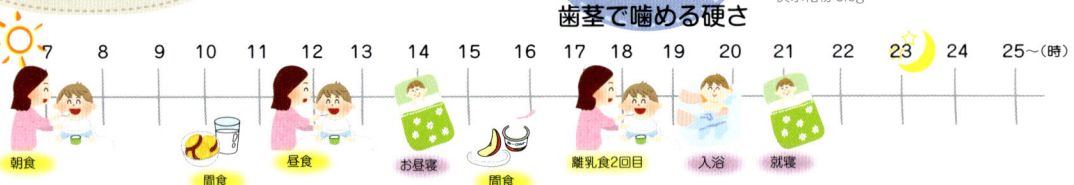

7　8　9　10　11　12　13　14　15　16　17　18　19　20　21　22　23　24　25〜（時）

朝食　間食　昼食　お昼寝　間食　離乳食2回目　入浴　就寝

昼食

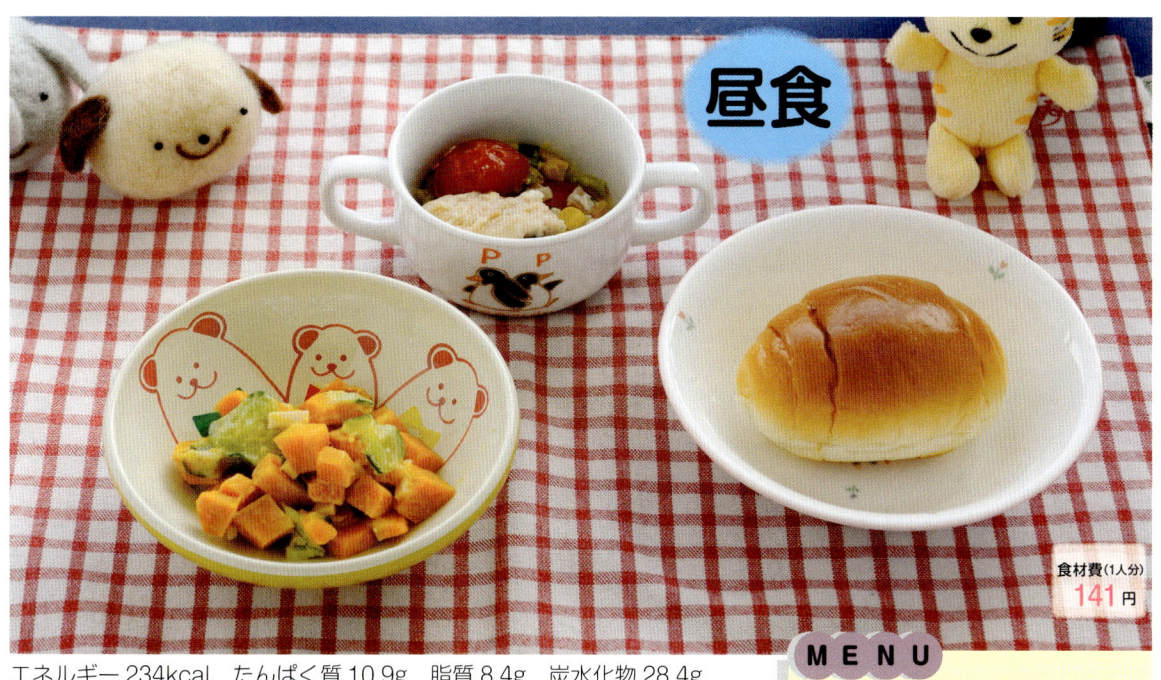

食材費(1人分) 141円

エネルギー 234kcal，たんぱく質 10.9g，脂質 8.4g，炭水化物 28.4g

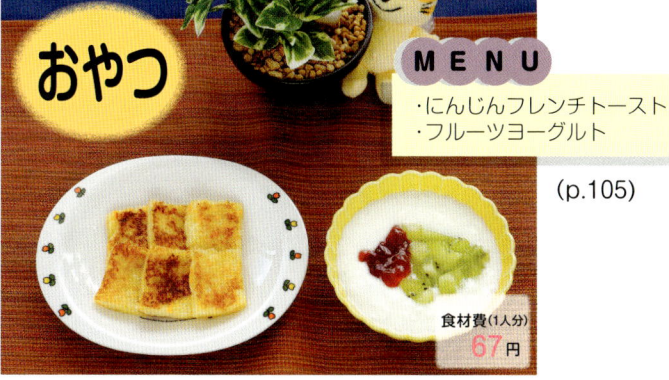

MENU
- ロールパン1個
- さけのクリーム煮
- かぼちゃの
　ヨーグルトサラダ

おやつ

MENU
- にんじんフレンチトースト
- フルーツヨーグルト

(p.105)

食材費(1人分) 67円

エネルギー 145kcal，たんぱく質 5.4g，脂質 5.0g，炭水化物 19.7g

MENU
- 軟飯 90g
- 肉団子の野菜あんかけ
- 中華風コーンスープ

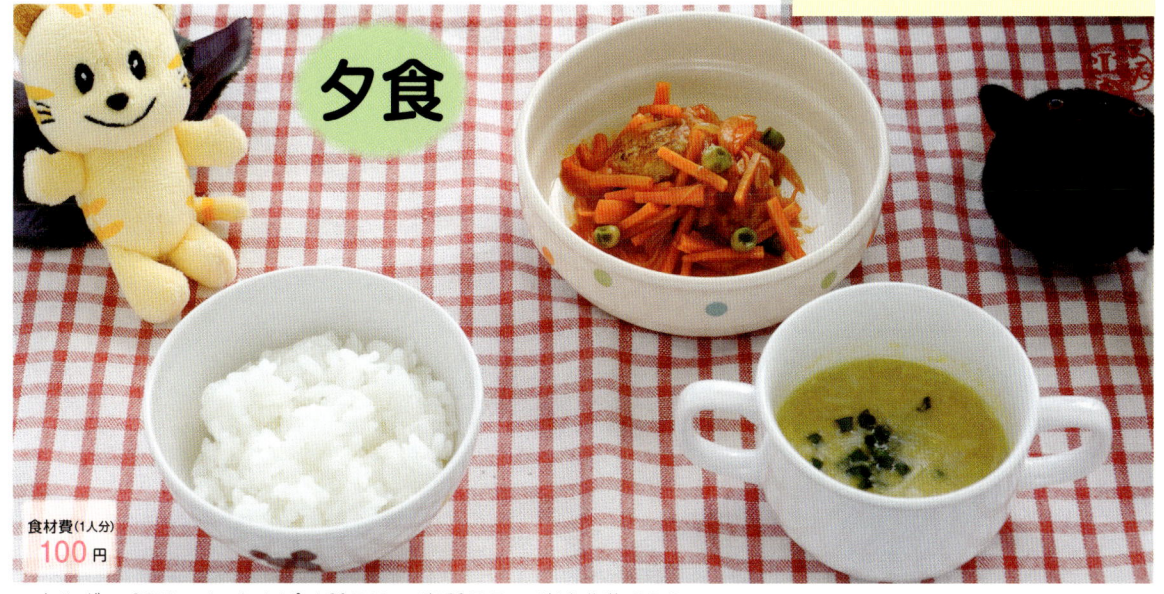

夕食

食材費(1人分) 100円

エネルギー 227kcal，たんぱく質 7.7g，脂質 5.5g，炭水化物 35.9g

93

朝食

料理は作りやすい分量で作って小分けにしてフリージングすると便利です。

軟飯おにぎり

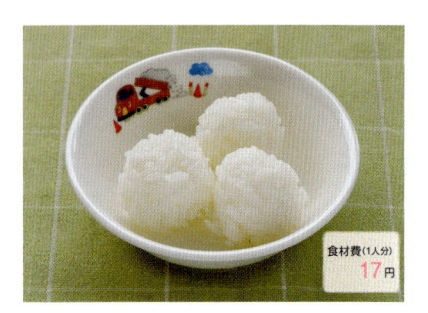

食材費（1人分）17円

材料（1人分）
軟飯……………………90g
塩………………………少々

【作り方】
1. 軟飯は3等分に分けておく。
2. 塩に水小さじ1弱を加えて塩水を作り、1/3量をラップにぬる。塩水をぬった部分に軟飯をのせてにぎり、おにぎりを3個つくる。

エネルギー ：91kcal
たんぱく質 ：1.6g
脂質 ：0.2g
炭水化物 ：19.8g
カルシウム ：1mg
鉄 ：0.2mg
塩分 ：0.1g

根菜のレモン甘酢あえ

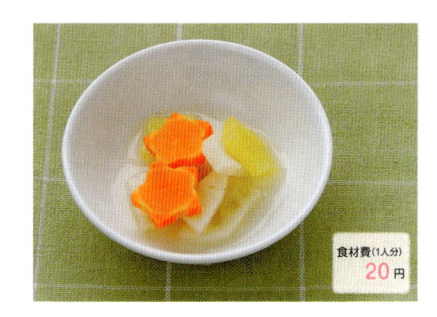

食材費（1人分）20円

材料（1人分）
にんじん………………10g
さつまいも……………10g
れんこん………………10g
A ┌ 水 … 大さじ1/2（7.5g）
　├ 砂糖 … 小さじ1/3（1g）
　└ レモン汁 ………… 少々

【作り方】
1. にんじんとさつまいもは5mm厚さに切り、好みの型で抜く。れんこんは5mm厚さのいちょう切りにし、酢水（分量外）につける。熱湯で野菜をそれぞれ軟らかくなるまでゆで、水気をきる。
2. 鍋にAを入れて煮立て、野菜を加えて再度煮立ててそのまま冷ます。

エネルギー ：28kcal
たんぱく質 ：0.4g
脂質 ：0g
炭水化物 ：6.6g
カルシウム ：8mg
鉄 ：0.1mg
塩分 ：0g

小松菜とわかめの豆腐落とし焼き

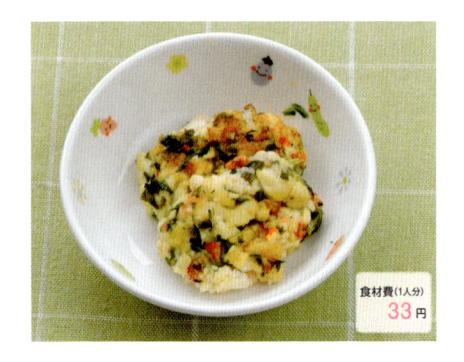

食材費（1人分）33円

材料（1人分）
木綿豆腐…… 1/10丁（30g）
わかめ（乾）…………… 少々
小松菜………………… 5g
さくらえび（乾）
　………… 小さじ1/2（1g）
やまいも……………… 5g
A ┌ 酒 …………………… 少々
　├ 塩 …………………… 少々
　├ しょうゆ ………… 少々
　└ みりん …………… 少々
油………………………… 少々

【作り方】
1. 木綿豆腐はキッチンペーパーに包み、水気を絞りながら細かくくずして粗熱をとる。わかめは戻して熱湯でさっとゆで、小松菜も同じ湯で軟らかくなるまでゆでる。わかめ・小松菜・さくらえびはみじん切りにする。やまいもは皮をむき、すりおろす。
2. ボウルに1とAを入れて混ぜる。
3. フライパンに油を熱し、3をスプーンですくって落とし入れる。表面に焼き色がついたらひっくり返し、火を弱めてしっかり火を通す。

※やまいもは粘りの強いいちょういもなどを使った方がまとまりやすくなります。

エネルギー ：41kcal
たんぱく質 ：2.9g
脂質 ：2.3g
炭水化物 ：1.9g
カルシウム ：56mg
鉄 ：0.5mg
塩分 ：0.4g

昼食

料理は作りやすい分量で作って小分けにしてフリージングすると便利です。

ロールパン

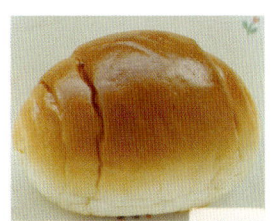

食材費(1人分) 18円

```
1人前1個30gあたり
エネルギー：95kcal
たんぱく質 ：3.0g
脂質    ：2.7g
炭水化物  ：14.6g
カルシウム ：13mg
鉄     ：0.2mg
塩分    ：0.4g
```

かぼちゃのヨーグルトサラダ

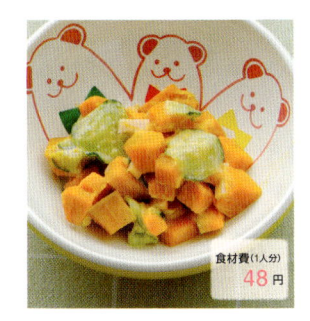

食材費(1人分) 48円

材料（1人分）
- かぼちゃ……………… 35g
- マヨネーズ…………… 少々
- きゅうり……………… 10g
- 塩……………………… 少々
- ロースハム…… 1/6枚(2.5g)
- プレーンヨーグルト
  　　………… 小さじ1(5g)

【作り方】
1. かぼちゃは皮をむいて1cm角のさいの目に切り，水にくぐらせて耐熱容器に入れ，ラップをかけて電子レンジで1分半程度加熱する。ボウルに入れて，温かいうちにマヨネーズを混ぜて冷ましておく。
2. きゅうりはしま目に皮をむき，薄切りにして塩をふり，しんなりしたら水気を絞る。ロースハムは5mm角に切る。
3. 1と2とプレーンヨーグルトを加えて混ぜる。

```
エネルギー：52kcal
たんぱく質 ：1.4g
脂質    ：1.8g
炭水化物  ：7.9g
カルシウム ：15mg
鉄     ：0.2mg
塩分    ：0.2g
```

鮭のクリーム煮

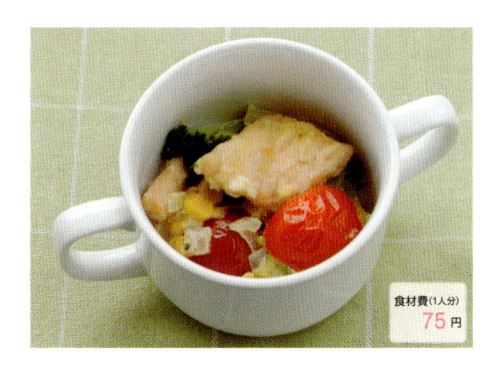

食材費(1人分) 75円

材料（1人分）
- 生さけ………………1/4切れ(20g)
- 塩……………………………少々
- 小麦粉…………… 小さじ1/2(1.5g)
- たまねぎ…………………… 10g
- ブロッコリー……………… 10g
- ミニトマト………………… 7.5g
- ホールコーン……… 大さじ1/2(7g)
- 油…………………………… 少々
- バター……………………… 少々
- 白ワイン………… 小さじ1/2(2.5g)
- 牛乳……………… 大さじ2(30g)
- 塩…………………………… 少々

【作り方】
1. さけは骨と皮を除いて4つに切り，塩・小麦粉をまぶす。たまねぎは1cm角に切る。ブロッコリーはさっとゆでて4つに切る。ミニトマトはヘタをとって半分に切る。
2. フライパンに油を熱し，1のさけの表面を焼いて取り出す。バターを加えてたまねぎを炒め，さけを戻して白ワインをふり，ふたをして蒸し煮にする。（焦げつきそうであれば，少量の水を加える）
ブロッコリー・ミニトマト・コーン・牛乳を加えて混ぜ，塩を加えてとろみがつくまで弱火で煮る。

```
エネルギー：87kcal
たんぱく質 ：6.4g
脂質    ：4.0g
炭水化物  ：5.9g
カルシウム ：44mg
鉄     ：0.3mg
塩分    ：0.6g
```

夕食

料理は作りやすい分量で作って小分けにしてフリージングすると便利です。

軟飯

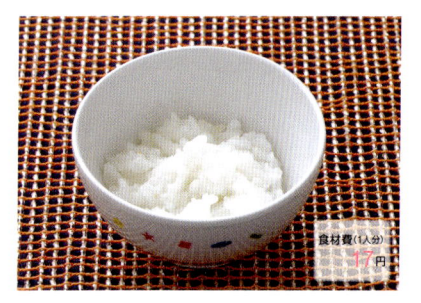

材料（作りやすい分量）

米……………………… 100g
水… カップ1と1/4弱(240g)

【作り方】
1. 米をといで分量の水に1時間浸水させる。
2. 炊飯器に1を入れ，炊飯する。

＊ごはんから作る方法＊
鍋に温かいごはん100gと水カップ1/4（50g）を入れて火にかけ，沸騰したらふたをずらして水分を軽く飛ばす。

軟飯1食90gあたり
エネルギー：91kcal
たんぱく質：1.6g
脂質　　：0.2g
炭水化物：19.8g
カルシウム：1mg
鉄　　　：0.2mg
塩分　　：0g

中華風コーンスープ

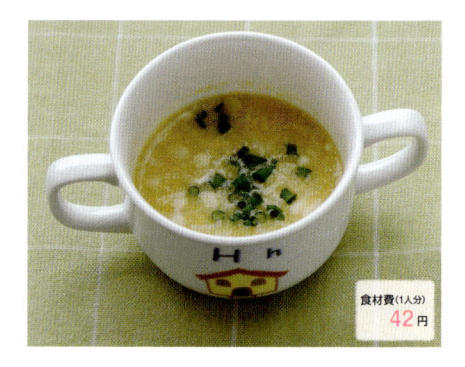

材料（1人分）

えのきたけ…………… 20g
しょうが ……………… 1g
青ねぎ………………… 2g
A ｛ 水カップ … 1/3(65g)
　　 酒 …… 小さじ2/5(2g)
　　 コンソメスープの素
　　　　 … 小さじ1/2(1.5g)
　　 クリームコーン
　　　　 大さじ1と1/2(25g)
〈水溶き片栗粉〉
｛片栗粉
　　…小さじ1/4(0.75g)
　水 … 小さじ1/2(2.5g)
卵………… 小さじ1弱(5g)

【作り方】
1. えのきたけは1cm長さに切る。しょうがはみじん切りにする。青ねぎは小口切りにする。
2. 鍋に油をひき，しょうがを入れて炒める。香りがたったらえのきたけを加えて混ぜ，Aを加えて煮る。アクをとり，水溶き片栗粉を加えてとろみをつける。卵を溶いて回し入れ，固まったら火を止める。
3. 器に盛り，青ねぎを散らす。

エネルギー：42kcal
たんぱく質：1.7g
脂質　　：0.8g
炭水化物：7.7g
カルシウム：5mg
鉄　　　：0.4mg
塩分　　：0.8g

肉団子の野菜あんかけ

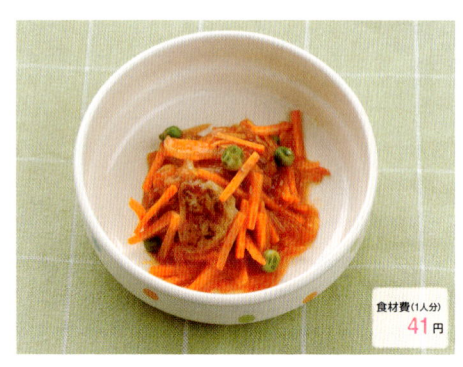

材料（1人分）

豚ミンチ……………… 20g
たまねぎ……………… 5g
A ｛ しょうゆ ………… 少々
　　 片栗粉 …………… 少々
水……… 小さじ1/2(2.5g)
油……………………… 少々
にんじん……………… 10g
たまねぎ……………… 15g
ごま油………………… 少々
グリンピース（水煮）
　………… 小さじ1(6g)

B ｛ 水 …… 大さじ1(15g)
　　 しょうゆ
　　 …… 小さじ2/3(4g)
　　 ケチャップ
　　 …… 小さじ1(5g)
　　 砂糖 … 小さじ2/3(2g)
〈水溶き片栗粉〉
｛片栗粉 …小さじ1/6(0.5g)
　水 … 小さじ1/2 (2.5g)

【作り方】
1. 豚ミンチにたまねぎをすりおろして加え，Aを加えてよく混ぜる。水を少しずつ加えながらさらに混ぜて，直径2cm程度に丸めて軽く押してつぶす。
2. にんじんは1.5cm長さ，5mm角の太めのせん切りにする。たまねぎは横半分に切ってから5mm厚さの薄切りにする。
3. フライパンに油をひき，1を入れて両面を焼き，ふたをして火が通るまで焼いて器に盛る。
4. フライパンにごま油を熱して2を炒め，しんなりしたらグリンピースを加える。Bを加え，煮立ったら水溶き片栗粉を加えてとろみをつける。
5. 3に4のあんをかける。

エネルギー：93kcal
たんぱく質：4.5g
脂質　　：4.5g
炭水化物：8.4g
カルシウム：12mg
鉄　　　：0.5mg
塩分　　：0.9g

コラム 17

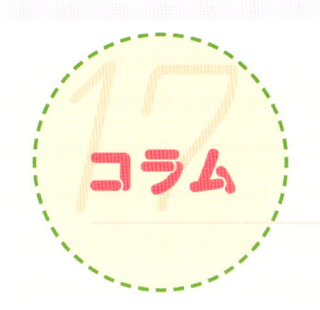

離乳食がうまく進まない赤ちゃん

離乳食がうまく進まないことで悩んでしまうお母さんは少なくありません（参考資料）。

離乳食がうまく進まない場合に，
①授乳のタイミングが頻回であったり，離乳食の前に授乳してしまって離乳食を食べるときの食欲に影響している，②食事の形態が赤ちゃんの摂食発達レベルに合っていない，③食事がマンネリ化して薄味で美味しくないために飽きてしまっている場合と，④もともと赤ちゃんの食事への興味が薄く，少し食べたらすぐに遊び出してしまう場合などがあります。

対策としては，

① ⇨食前3時間くらいは空腹になるように，授乳リズムを整え，食事リズムをできるだけ一定にします。昼寝や就寝など睡眠時間もだいたい一定にしていく必要があります。食べないからといって，食間にだらだら与えると，かえって食事量が減ってしまいます。

② ⇨赤ちゃんの発達レベルで対応できない形態のものが口に入ってくると，舌で押し出したり，次から口を開けようとしなかったりします。食事の形状はあせって早く進めようとせず，咀嚼しにくい食材はやわらかく煮込まれているか，滑らかにつぶせているかなど見直してみましょう。逆に咀嚼が出来るようになっている場合は，軟らかく調理したものは，一口大程度にカットして，噛んで食べる楽しみを教えていくことも大切です。

③ ⇨離乳食は薄味が基本ですが，赤ちゃんも次第に味覚が発達し，美味しくないものは食べたがらなくなります。新鮮な素材を使って，薄味でもダシを効かせると，少量の塩味でも旨みが引き立ち美味しくなります。またこの本にあるように，適度に調味料を使って美味しく調理し，食べる意欲を引き出しましょう。

④ ⇨もともと食事に対する興味は個人差がとても大きく，お母さんのやり方に問題があるわけではありません。「おなかが空いたら食べるだろう」と放っておいてもあまり食べない赤ちゃんは少なくありません。食事への興味の少ない赤ちゃんは，出来るだけ家族で食卓を囲んで，美味しそうに食べる姿を見せたり，食を通じて話しかけ興味を持てるようにはたらきかけて行きます。食事に集中できなくなった赤ちゃんを，無理に座らせて食べさせようとしてもうまく行きません。けれども，集中できないからと，すぐに「ご

ちそうさま」をしていては，毎回，ほとんど食べずに終わってしまいます。普段から食卓に少しでも座って食べることができたら，しっかりほめるようにします。そうすることで，時間はかかりますが，発達に伴って，きちんと座って食べることが良いことだと理解するようになっていきます。まだ十分に食べていないのに遊び出す赤ちゃんには，遊ばせながら食べさせたり，テレビを見せながら食べさせることも，一時的に有効な場合があります。お気に入りのおもちゃひとつで，じっと座って食べることができたりします。赤ちゃんが遊びながらでも，口を開け，口に入れたものを嚥下できている間は食事タイムとして食べさせてやっても問題ありません。1回の食事にかかる時間は，普通に食べてくれる赤ちゃんは20〜30分くらいが目安ですが，食事が進みにくい赤ちゃんは，50〜60分くらいかかることが多いようです。

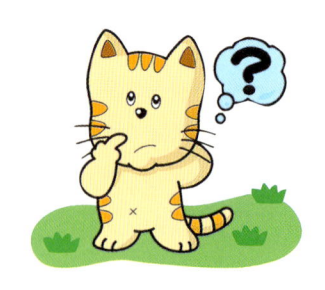

参考資料 こどもの食事でこまっていること （厚生労働省「平成17年度乳幼児栄養調査」）

授乳や食事について不安な時期（複数回答）

（厚労省：平成17年度乳児栄養調査結果）

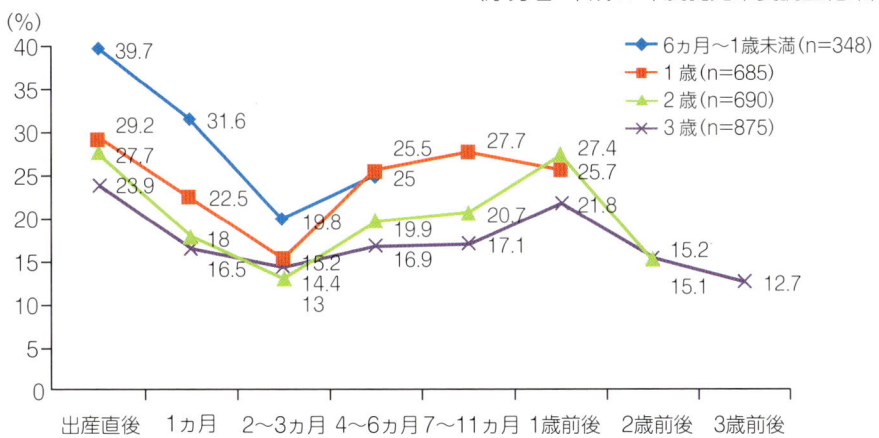

凡例：
- 6ヵ月～1歳未満(n=348)
- 1歳(n=685)
- 2歳(n=690)
- 3歳(n=875)

時期	6ヵ月～1歳未満	1歳	2歳	3歳
出産直後	39.7	29.2	27.7	23.9
1ヵ月	31.6	22.5	18	16.5
2～3ヵ月	19.8	15.2	13	14.4
4～6ヵ月	25	25.5	19.9	16.9
7～11ヵ月	—	27.7	20.7	17.1
1歳前後	—	25.7	27.4	21.8
2歳前後	—	—	15.2	15.1
3歳前後	—	—	—	12.7

年齢別 子どもの食事で困っていること

厚生労働省「平成17年度乳児栄養調査」

凡例：偏食する／遊び食い／むら食い／よく噛まない／ちらかし食い／口から出す

横軸：1.5歳～2歳未満、1.5歳～2歳未満、2歳～2.5歳未満、2.5歳～3歳未満、3歳～3.5歳未満、3.5歳～4歳未満

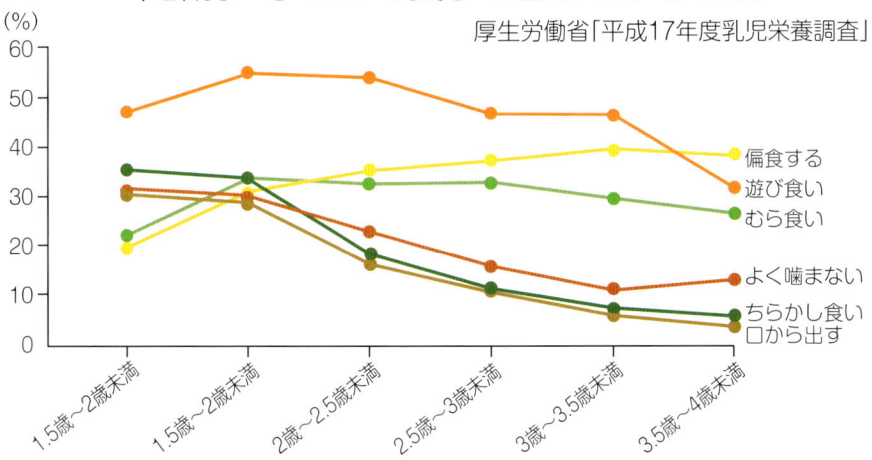

子どもの離乳食で困ったこと，わからないこと

離乳食でこまったこと	(%)
食べ物の種類が偏っている	28.5
作るのが苦痛・面倒	23.2
食べる量が少ない	20.6
食べるのを嫌がる	13.1
食べさせるのが苦痛・面倒	7.5
子どもがアレルギー体質	7.3
開始の時期が早いと言われた	0.8
開始の時期が遅いと言われた	2.5
開始の時期がわからない	5.1
食べる量が多い	7.1
作り方がわからない	6.6
相談する人がいない(場所がない)	1.5
特になし	37.5

複数回答(n=2,722)
厚生労働省「平成17年度乳児栄養調査」

離乳食でわからないこと	(%)
食べる適量がわからない	46.4
乳汁と離乳食のバランスがわからない	16.3
食べさせてよいものがわからない	15.6
離乳食の進め方がわからない	14.9
離乳食の作り方がわからない	9.0
何時頃たべさせたらよいかわからない	5.8

複数回答(n=5,223)

平成17年度児童関連調査研究事業報告書「授乳・離乳の新たなガイドライン策定のための枠組みに関する研究」(主任研究者：堤ちはる)

各時期に適した主食献立あれこれ

初期 コーンフレーク粥

エネルギー	37kcal	たんぱく質	1.5g	脂質	1.5g	炭水化物	4.3g
カルシウム	42mg	鉄	0.0mg	食物繊維	0.1g	塩分	0.1g

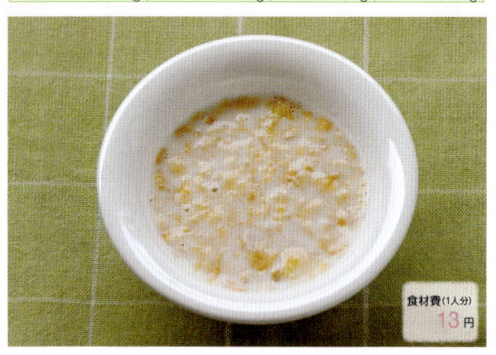

食材費(1人分) 13円

材料(1人分)
コーンフレーク… 大さじ2(3g)
牛乳…… 大さじ2と1/2(38g)
水………… 大さじ2と2/3(40g)

作り方
1. 鍋に牛乳と水を入れて温める。
2. コーンフレークを細かく砕き，1に加えてふやかす。

初期 パン粥

エネルギー	28kcal	たんぱく質	1.0g	脂質	1.3g	炭水化物	3.1g
カルシウム	4mg	鉄	0.1mg	食物繊維	0.1g	塩分	0.3g

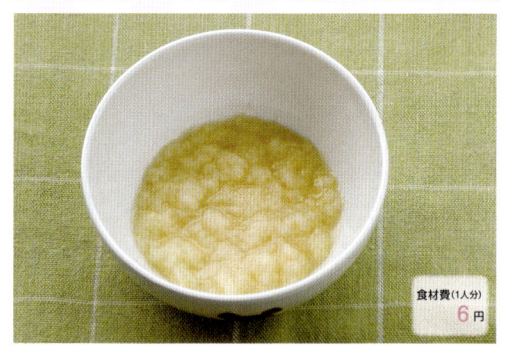

食材費(1人分) 6円

材料(1人分)
食パン…8枚切り1/5枚(6.4g)
スープ………… 大さじ2(30g)
バター…… 小さじ1/3(1.3g)

作り方
1. 食パンは耳を取って細かくちぎり，スープにひたしておく。
2. 1を火にかけ，つぶしながらどろどろになるまで煮てバターを加えて火を止める。

※スープは野菜の煮出し汁やベビーフードのスープの素を使いましょう。大人用のコンソメスープの素を使う場合は，2倍に薄めて使います。

初期 味噌ぞうすい

エネルギー	27kcal	たんぱく質	1.0g	脂質	0.3g	炭水化物	5.0g
カルシウム	7mg	鉄	0.1mg	食物繊維	0.4g	塩分	0.4g

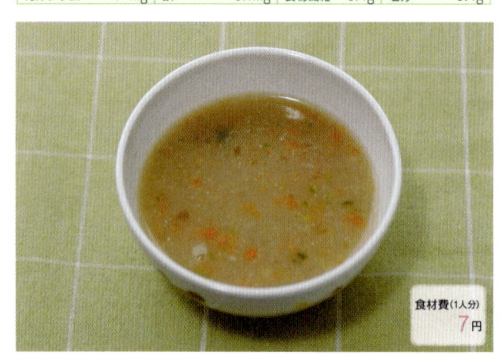

食材費(1人分) 7円

材料(1人分)
五分粥……… 大さじ3(48g)
野菜………… 大さじ1(9g)
みそ汁……… 大さじ4(60g)

作り方
1. 五分粥はすりつぶす。みそ汁の中の軟らかくなった野菜を取り分け，細かくみじん切りにするか，フォークでつぶす。
2. 鍋に1とみそ汁を加えて煮込む。

中期 チーズのパン粥

エネルギー	93kcal	たんぱく質	4.3g	脂質	4.1g	炭水化物	9.4g
カルシウム	103mg	鉄	0.1mg	食物繊維	0.3g	塩分	0.3g

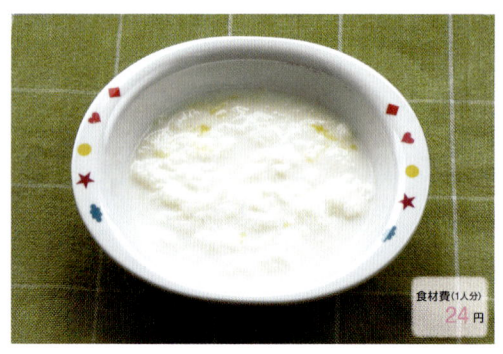

食材費(1人分) 24円

材料(1人分)
6枚切り食パン(耳なし)
　………………… 1/3枚(13g)
牛乳…… カップ1/3弱(68g)
スライスチーズ… 1/5枚(3.6g)

作り方
1. 鍋に牛乳を入れ，食パンを細かくちぎって入れる。
2. パンが牛乳を吸って軟らかくなったら弱火にかけて煮る。
3. 細かくちぎったチーズを入れて，火を止める。

各時期に適した主食献立あれこれ

中期 そうめんのくたくた煮

| エネルギー | 15kcal | たんぱく質 | 0.7g | 脂質 | 0.1g | 炭水化物 | 2.7g |
| カルシウム | 5mg | 鉄 | 0.1mg | 食物繊維 | 0.1g | 塩分 | 0.2g |

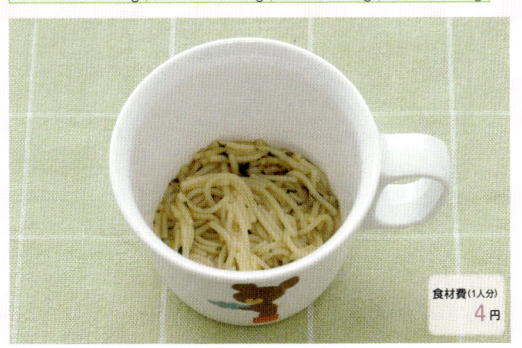

食材費(1人分) 4円

材料(1人分)
- そうめん(乾)……………………… 3g
- 青菜(葉先をゆでてみじん切りにしたもの)
  ……………………… 小さじ1(2g)
- A ┌ だし汁 ……………… カップ1/4(50g)
    └ しょうゆ ……………………… 少々

作り方
1. そうめんは細かく折り，熱湯に入れてゆでてざるに上げ，水気を切る。
2. 青菜はさっとゆでてみじん切りにする。
3. 鍋にAを煮立て，1と2を入れてくたくたになるまで煮込む。

中期 フレンチトースト

| エネルギー | 139kcal | たんぱく質 | 5.8g | 脂質 | 5.8g | 炭水化物 | 15.5g |
| カルシウム | 51mg | 鉄 | 0.5mg | 食物繊維 | 0.7g | 塩分 | 0.5g |

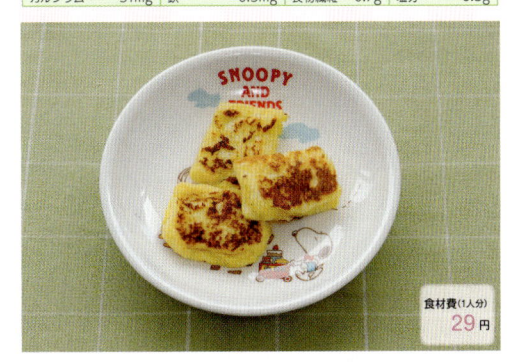

食材費(1人分) 29円

材料(1人分)
- 食パン…6枚切り1/2枚(30g)
- 牛乳………… 大さじ2(30g)
- 卵…………… 1/3個(16.7g)
- バター……… 小さじ1/2(2g)

作り方
1. 食パンは耳を取り，3つに切る。
2. 牛乳と卵を混ぜ合わせ，1をひたす。
3. フライパンを弱火で熱してバターを溶かし，2を並べる。両面に軽く焼き目がつくまで焼く。

後期 そぼろレバー粥

| エネルギー | 97kcal | たんぱく質 | 4.8g | 脂質 | 1.7g | 炭水化物 | 14.6g |
| カルシウム | 2mg | 鉄 | 1.8mg | 食物繊維 | 0.1g | 塩分 | 0.2g |

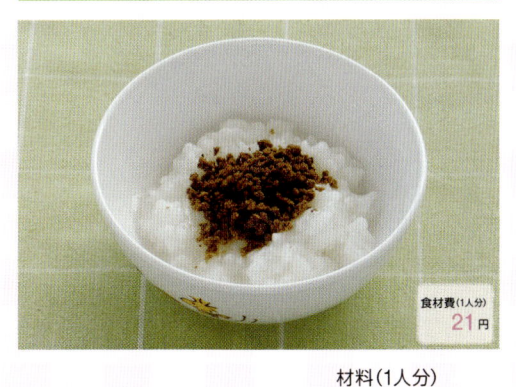

食材費(1人分) 21円

材料(1人分)
- 鶏レバー……… 1/2個(20g)
- 塩………………………… 少々
- A ┌ しょうゆ………… 少々
    │ 砂糖……………… 少々
    └ 油………………… 少々
- 全粥…こども茶碗8分目(90g)

作り方
1. 鶏レバーはしばらく水につける。水が濁ってきたら水を替えてもみ洗いし，30分くらい薄い塩水にひたす。臭みが抜けたらさっとゆでて裏ごしする。
2. 厚手の鍋に1とAを入れて弱火にかけ，4〜5本のさいばしでかき混ぜながら水分をとばし，ぼろぼろの粒になるまで炒め煮にする。
3. 全粥の上に2をかけ，食べる時に混ぜながら与える。

後期 やさいのホットケーキ

| エネルギー | 197kcal | たんぱく質 | 4.6g | 脂質 | 6.6g | 炭水化物 | 28.9g |
| カルシウム | 68mg | 鉄 | 0.4mg | 食物繊維 | 1.3g | 塩分 | 0.3g |

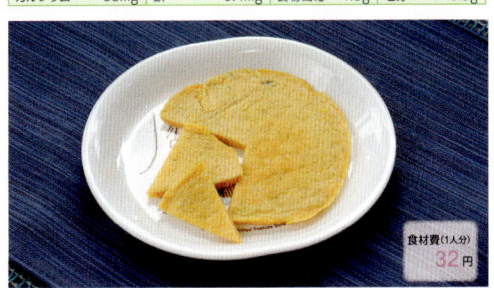

食材費(1人分) 32円

材料(1人分)
- にんじん……………… 25g
- バナナ………………… 5g
- 小麦粉…大さじ2と2/3(24g)
- ベーキングパウダー
  ………… 小さじ1/4(1g)
- 卵………… 1/4個(12.5g)
- 牛乳… 大さじ1と2/3(24g)
- 砂糖………… 小さじ2(6g)
- 油…………… 小さじ1(4g)

作り方
1. にんじんは皮をむき，すりおろす。バナナは薄く輪切りにしてレンジで温め，すりつぶす。
2. 小麦粉とベーキングパウダーを合わせ，ふるいにかける。
3. 卵を溶きほぐし，牛乳・砂糖を混ぜ合わせる。
4. 3に2を加え，さっと混ぜる。粉が混ざったら，1を加えて軽く混ぜる。
5. フライパンに油を熱し，3を流して焼く。表面に穴があいてきたらひっくり返し，さらに焼く。

各時期に適した主食献立あれこれ

後期 いためうどん

| エネルギー | 131kcal | たんぱく質 | 5.5g | 脂質 | 3.1g | 炭水化物 | 19.1g |
| カルシウム | 41mg | 鉄 | 0.8mg | 食物繊維 | 1.0g | 塩分 | 0.7g |

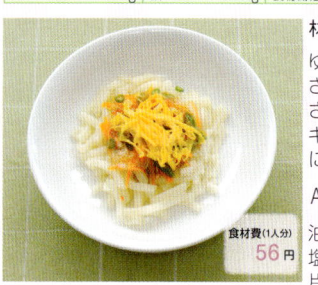

食材費(1人分) 56円

材料(1人分)
- ゆでうどん……1/3玉(80g)
- さくらえび(乾)……ひとつまみ
- さやいんげん……3g
- キャベツ……10g
- にんじん……3g
- A ┌ 鶏がらスープの素……少々
-   └ 水……カップ1/4(50g)
- 油……小さじ1/4(1g)
- 塩……少々
- 片栗粉……小さじ1/3(1g)
- 卵……1/3個(16g)

作り方
1. うどんは軟らかくゆで、2～3cmの長さに切る。さくらえびは手で細かくちぎる。さやいんげんはゆでて細かく切る。キャベツとにんじんはせん切りにする。
2. フライパンに油を熱し、うどんをさっと炒めて器に盛りつけておく。
3. フライパンに油を熱し、キャベツとにんじんを炒める。軽く火が通ったらAを加えて軟らかくなるまで煮て、塩で味をととのえる。さくらえびといんげんを加え、水で溶いた片栗粉でとろみをつける。
4. 卵は錦糸卵にする。
5. 2のうどんに3のあんをかけ、4の錦糸卵を散らす。

完了期 炊き込みごはん雑炊

| エネルギー | 112kcal | たんぱく質 | 3.0g | 脂質 | 0.4g | 炭水化物 | 23.0g |
| カルシウム | 24mg | 鉄 | 0.4mg | 食物繊維 | 0.9g | 塩分 | 0.4g |

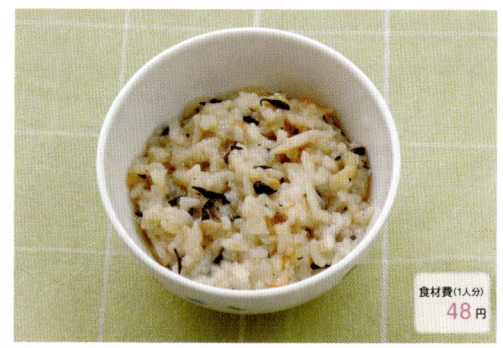

食材費(1人分) 48円

材料(1人分)
- 里いもとひじきの炊き込みご飯……80g
  (↑妊娠中期昼食メニュー参照)
- だし汁……適量

作り方
1. 里いもとひじきの炊き込みご飯を取り分け、軽く刻む。
2. 鍋にだし汁を煮立て、1を加えてほどよい硬さになるまで弱火で煮る。

完了期 おこのみやき

| エネルギー | 232kcal | たんぱく質 | 11.5g | 脂質 | 10.3g | 炭水化物 | 21.3g |
| カルシウム | 135mg | 鉄 | 0.8mg | 食物繊維 | 1.0g | 塩分 | 1.4g |

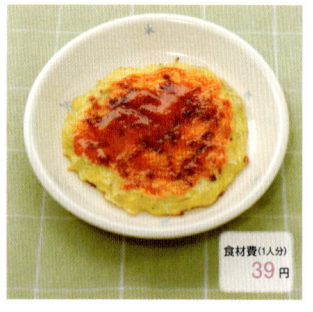

食材費(1人分) 39円

材料(1人分)
- しらす干し……大さじ2(10g)
- スライスチーズ……1/2枚(9g)
- キャベツ……1/4枚(17g)
- 小麦粉……大さじ2と2/3(24g)
- 卵……小さじ4(24g)
- 水……大さじ2と2/3(40g)
- 油……少々
- A ┌ マヨネーズ……小さじ1強(5g)
-   ├ ケチャップ……小さじ1強(6g)
-   └ しょうゆ……少々

作り方
1. しらす干しは熱湯でゆでて、水気を切る。スライスチーズとキャベツはみじん切りにする。
2. 小麦粉に卵と水を加えて軽く混ぜ、さらに1も加えてさっと混ぜる。
3. フライパンに油を熱し、2を流し入れて両面焼く。
4. 3を器に盛り、混ぜ合わせたAをぬる。

完了期 煮込みトマトスパゲティ

| エネルギー | 185kcal | たんぱく質 | 5.4g | 脂質 | 4.7g | 炭水化物 | 29.7g |
| カルシウム | 26mg | 鉄 | 0.7mg | 食物繊維 | 2.4g | 塩分 | 0.4g |

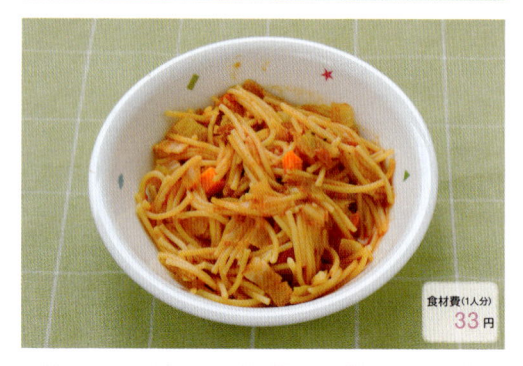

食材費(1人分) 33円

材料(1人分)
- スパゲティ(乾)……30g
- 野菜たっぷりのトマトスープ……適量
  (↑妊娠後期昼食メニュー参照)

作り方
1. スパゲティは食べやすい長さに折る。
2. トマトスープにスパゲティを入れ、軟らかくなるまで煮込む。

各時期に適した副食献立あれこれ

初期　魚のミルクマッシュ

エネルギー	29kcal	たんぱく質	3.1g	脂質	1.4g	炭水化物	0.7g
カルシウム	21mg	鉄	0.0mg	食物繊維	0.0g	塩分	0.1g

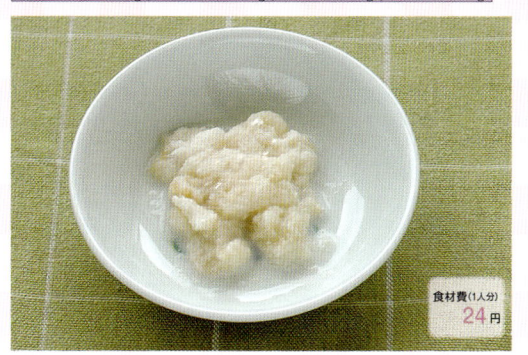

食材費(1人分) 24円

材料(1人分)
- 白身魚……………… 15g
- 牛乳……… 大さじ1 (15g)
- バター…… 小さじ1/3弱(1g)

作り方
1. 白身魚はゆでて皮と骨を取り、よくすりつぶす。
2. 鍋に1と牛乳・バターを入れて火にかけ、どろどろになるまで煮る。

初期　豆腐のくず煮

エネルギー	49kcal	たんぱく質	1.7g	脂質	2.9g	炭水化物	3.9g
カルシウム	3mg	鉄	0.3mg	食物繊維	0.2g	塩分	0.5g

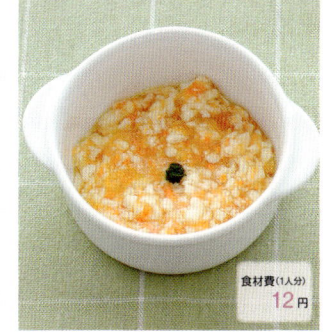

材料(1人分)
- 絹ごし豆腐… 1/10丁(30g)
- にんじん………………… 5g
- 小松菜(葉先)………… 少々
- 油………… 小さじ1/2(2g)
- だし汁……… 大さじ1(15g)
- A ┌ 砂糖 … 小さじ1/2(1.5g)
  │ しょうゆ ………… 少々
  └ 塩 ………………… 少々
- 片栗粉…… 小さじ1/2(1.5g)

食材費(1人分) 12円

作り方
1. 豆腐はスプーンでくずし、にんじんは皮をむいてすりおろす。小松菜はゆでてみじん切りにする。
2. 鍋に1の豆腐とにんじんと油・だし汁を入れて火にかけ、Aを加える。ひと煮立ちさせ、同量の水で溶いた片栗粉を加えてとろみをつける。
3. 2を器に盛り、1の小松菜を散らす。

中期　納豆の炒め煮

エネルギー	75kcal	たんぱく質	2.7g	脂質	5.5g	炭水化物	3.7g
カルシウム	22mg	鉄	0.6mg	食物繊維	1.3g	塩分	0.2g

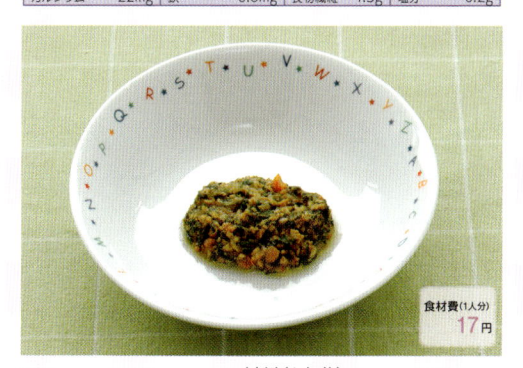

食材費(1人分) 17円

材料(1人分)
- ちんげん菜(葉先)………… 5g
- 大根………………………… 5g
- にんじん…………………… 5g
- 納豆………… 1/3パック(15g)
- 油………………… 小さじ1(4g)
- A ┌ だし汁 …… 小さじ2(10g)
  │ 砂糖 ……………………… 少々
  └ しょうゆ ……………… 少々

作り方
1. 野菜は軟らかくゆでておく。ちんげん菜は細かく切り、大根・にんじんは粗めにつぶす。納豆は細かく刻む。
2. フライパンに油を熱し、1を炒めてAを加えて煮る。

中期　ブロッコリースクランブルエッグ

エネルギー	93kcal	たんぱく質	4.1g	脂質	7.8g	炭水化物	1.0g
カルシウム	41mg	鉄	1.4mg	食物繊維	0.7g	塩分	0.4g

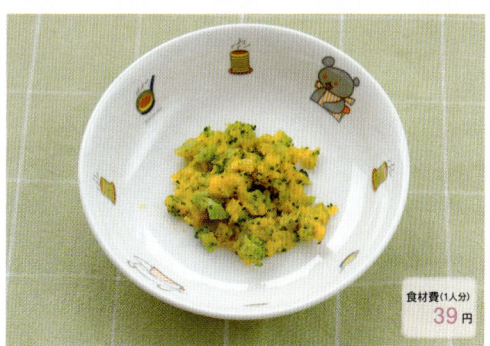

食材費(1人分) 39円

材料(1人分)
- ブロッコリー…………… 15g
- 卵黄………… 1個分(20g)
- 牛乳………… 小さじ1(5g)
- 塩……………………… 少々
- バター…… 小さじ1/4(1g)

作り方
1. ブロッコリーは軟らかくゆでて、みじん切りにする。
2. 卵黄に1と牛乳・塩を加える。
3. フライパンにバターを溶かし、2をかき混ぜながら炒める。

各時期に適した副食献立あれこれ

後期 さばのマリネ

エネルギー	105kcal	たんぱく質	3.4g	脂質	9.0g	炭水化物	2.2g
カルシウム	5mg	鉄	0.3mg	食物繊維	0.3g	塩分	0.7g

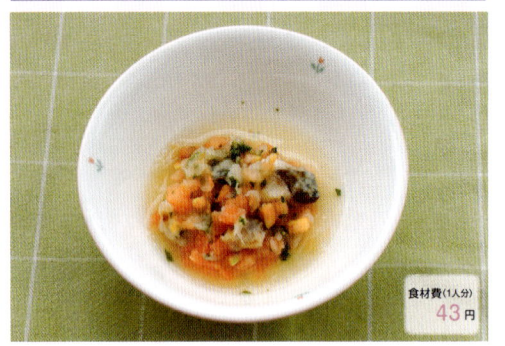

食材費(1人分) 43円

材料(1人分)
- さば………… 15g
- 塩…………… 少々
- 小麦粉……… 少々
- バター…… 小さじ3/4(3g)
- たまねぎ… 小さじ1(3g)
- A
  - レモン汁… 小さじ1/2弱(2g)
  - 油………… 小さじ1(4g)
  - 塩………… 少々
  - パセリ…… 少々
- トマト……………… 20g

作り方
1. さばは骨と皮を取り除き、一口大に切って軽く塩をして、小麦粉を薄くまぶす。
2. フライパンにバターを溶かし、1を両面焼く。
3. たまねぎはすりおろし、Aを加えて混ぜ合わせる。
4. トマトは皮をむき、種を取って粗みじん切りにして3と合わせる。
5. 器に2を盛り、4を上からかける。

後期 高野豆腐の卵とじ

エネルギー	54kcal	たんぱく質	4.6g	脂質	3.1g	炭水化物	1.7g
カルシウム	40mg	鉄	0.8mg	食物繊維	0.4g	塩分	0.4g

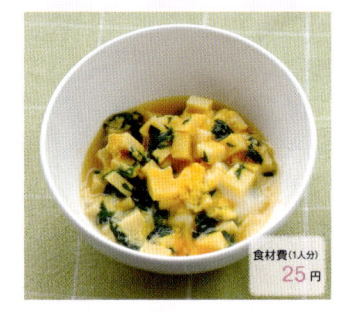

食材費(1人分) 25円

材料(1人分)
- 高野豆腐……… 1/4枚(4g)
- ほうれんそう(葉先)…… 10g
- A
  - だし汁… カップ1/4(50g)
  - しょうゆ……… 少々
  - 砂糖…………… 少々
- 卵……………… 1/3個(16g)

作り方
1. 高野豆腐は軟らかくなるまで水につけて戻し、しっかり押して水気を絞り、1cm角の色紙切りにする。
2. ほうれんそうは軟らかくなるまでゆでて水にさらして水気を絞り、細かく切る。
3. 鍋にAを入れて煮立て、1・2を入れて煮る。
4. 3をよく煮含めて卵を溶いて回し入れ、ふたをして卵に火が通るまでさらに煮る。

完了期 フィッシュピカタ

エネルギー	80kcal	たんぱく質	6.4g	脂質	3.8g	炭水化物	4.6g
カルシウム	19mg	鉄	0.5mg	食物繊維	0.6g	塩分	0.5g

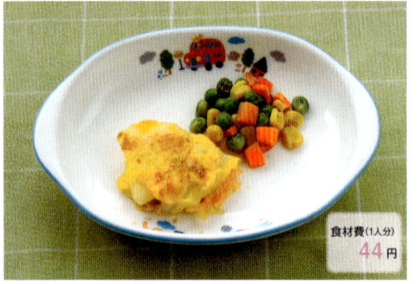

食材費(1人分) 44円

材料(1人分)
- 魚……………… 20g
- 塩…………… 少々
- 卵………… 1/3個(17g)
- 小麦粉…… 小さじ1(3g)
- 油…………… 少々
- にんじん……………… 5g
- ホールコーン… 小さじ1(5g)
- グリーンピース… 小さじ1(5g)
- バター………………… 少々

作り方
1. 魚はうすいそぎ切りにし、塩をふっておく。
2. 卵を溶いて小麦粉を混ぜ合わせ、魚につける。
3. フライパンに油を熱して2を並べ、弱火で両面焼く。
4. にんじんは1cm角に切り、コーン・グリーンピースとともにゆでる。フライパンを熱してバターを溶かし、にんじん・コーン・グリーンピースを炒める。
5. 器に3を盛り、4を添える。

完了期 レンジハンバーグ

エネルギー	105kcal	たんぱく質	5.1g	脂質	7.2g	炭水化物	4.5g
カルシウム	23mg	鉄	0.7mg	食物繊維	0.7g	塩分	1.0g

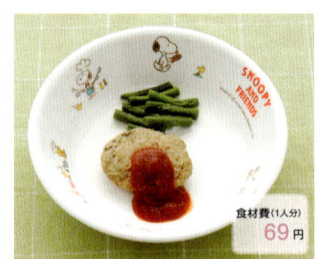

食材費(1人分) 69円

材料(1人分)
- たまねぎ……………… 5g
- バター…… 小さじ1/4(1g)
- パン粉…… 小さじ1(1g)
- 牛乳……… 小さじ1(5g)
- A
  - 合いびきミンチ……… 20g
  - 卵………… 小さじ1(6g)
  - 塩………… 少々
- さやいんげん………… 20g
- B
  - バター 小さじ1/2(2g)
  - 塩………… 少々
- ケチャップ
  - …………… 大さじ1/2(7.5g)

作り方
1. たまねぎはみじん切りにしてバターで炒めて取り出し、冷ましておく。パン粉は牛乳にひたしておく。
2. ボウルに1とAを入れてよく練る。小判形にまとめて皿にのせ、ラップをかけて電子レンジで1分程度加熱する。
3. さやいんげんは3cm長さに切り、熱湯でゆでてBで軽く炒める。
4. 器に2を盛り、ケチャップをかけて3を添える。

離乳期のおやつ献立

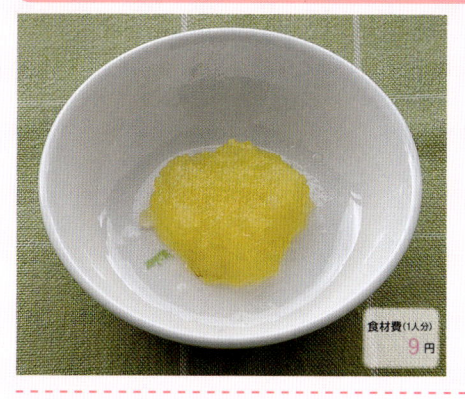

りんごコンポート

材料（1人分）
- りんご（果肉）……………… 20g
- 砂糖………… 小さじ2/3(2g)

生では少し硬い果物も，軟らかく煮ることで食べやすくなります。

作り方
1. りんごは細かく切る。
2. 鍋に1と砂糖を入れ，りんごがひたひたになる程度の水を入れて，くたくたになるまで煮る。

エネルギー 19kcal，たんぱく質 0g，脂質 0g，炭水化物 5.1g
カルシウム 1mg，鉄 0mg，塩分 0g

食材費(1人分) 9円

ポテトのおやき

材料（1人分）
- じゃがいも……………… 25g
- 牛乳……………… 大さじ1(15g)
- キャベツ………………… 10g
- パプリカ(赤)……………… 5g
- 卵……… 小さじ1と2/3(10g)
- しらす干し……………… 少々
- 油………………… 少々

作り方
1. 鍋に適当な大きさに切ったじゃがいもと水を入れて火にかけ，軟らかくなるまでゆでる。湯をきってつぶし，牛乳を加えて混ぜる。
2. キャベツとパプリカはさっとゆでて水気をしっかりきり，1cm長さのせん切りにする。
3. 1と2に卵・しらす干しを加えて混ぜる。
4. フライパンに油を熱し，スプーンですくって落とし入れる。表面に焼き色がついたらひっくり返し，両面をよく焼く。

離乳期のおやつは第2の食事。おいもと野菜で栄養バランスのよいおやつに！

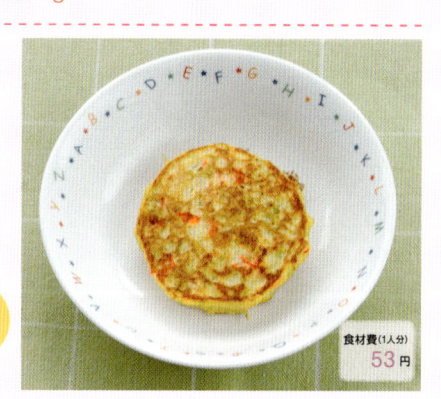

エネルギー 56kcal，たんぱく質 2.9g，脂質 2.2g，炭水化物 6.0g，カルシウム 35mg，鉄 0.3mg，塩分 0.2g

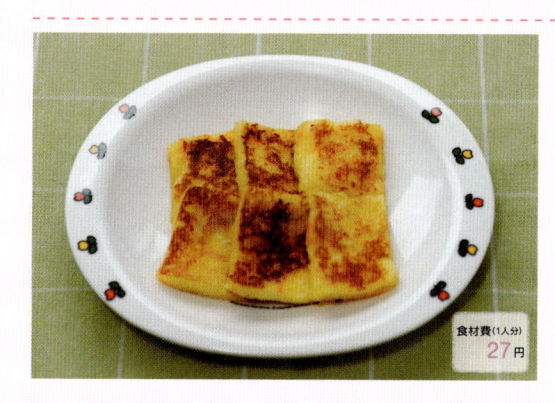

食材費(1人分) 53円

にんじんフレンチトースト

材料（1人分）
- サンドイッチ用食パン(耳なし)…… 1枚(12.5g)
- 卵……… 小さじ1と2/3(10g)
- A { 砂糖…… 小さじ2/3(2g)
-    { 牛乳…… 大さじ1(15g)
- にんじん……………… 20g
- 油……………………… 1g

あま〜いフレンチトーストに，にんじんを加えて野菜がとれるおやつです。

作り方
1. サンドイッチ用食パンは6等分に切る。卵を溶いてAとすりおろしたにんじんを加えて混ぜ，食パンをひたす。卵液が食パンに完全にしみこむまでおく。
2. フライパンに油を熱し，1を並べて両面焼く。

エネルギー 82kcal，たんぱく質 3.0g，脂質 3.2g
炭水化物 10.3g，カルシウム 30mg，鉄 0.3mg，塩分 0.2g

食材費(1人分) 27円

フルーツヨーグルト

材料（1人分）
- キウイフルーツ（果肉）………15g
- プレーンヨーグルト…… 大さじ4(60g)
- ジャム……………… 小さじ1(7g)

ジャムを使うことでカラフルな色合いがかわいいヨーグルトに。ジャムはお好みのものを使います。

作り方
1. キウイフルーツは適当な大きさに切る。
2. ヨーグルトを器に入れ，上に1とジャムを飾る。

エネルギー 63kcal，たんぱく質 2.3g，脂質 1.8g，炭水化物 9.4g
カルシウム 78mg，鉄 0.1mg，塩分 0.1g

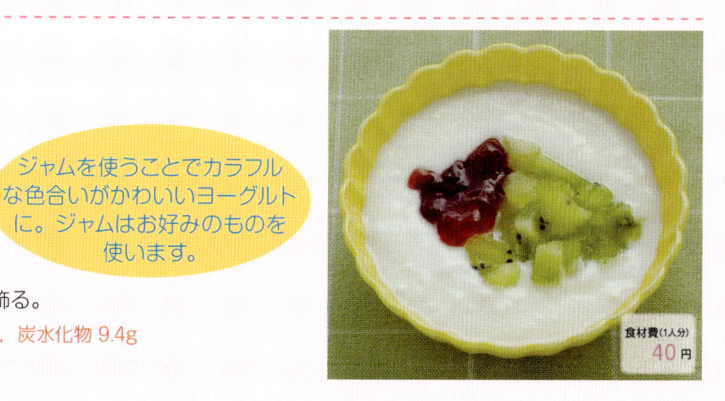

食材費(1人分) 40円

105

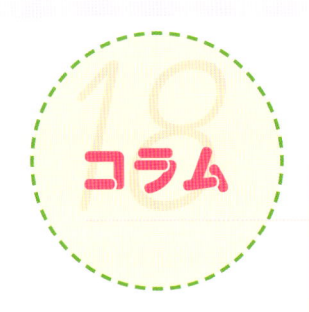

コラム 18 赤ちゃんの下痢が長引くときに気をつけること

　赤ちゃんの下痢の原因でもっとも多いのはロタウイルスやアデノウイルス，ノロウイルスによる感染性胃腸炎です。一般に，これらのウイルス性胃腸炎は，嘔吐や下痢をしてウイルスを体から排出することで，特別な薬は必要とせずに徐々に治っていきます。しかし，水っぽくておむつにおさまらないほどの量の便を一日に何回もして，しかも初めのうちは嘔吐もあるために，小さな赤ちゃんは簡単に脱水状態になってしまいます。そこで，経口補液，つまり水や糖分や塩分を口から上手に摂らせることが大切になります。

　こうしたウイルス性胃腸炎のとき，下痢を長引かせずに早くよくなってもらうためにどんなものを飲ませたり食べさせるのがよいでしょう？

　吐き始めた最初は少しおやすみの時間をおきましょう。ほとんどの場合，ウイルス性胃腸炎では，吐き気は半日か一日でおさまってきます。しばらくおなかを休ませ，様子をみながら少しずつ水分を摂らせましょう。赤ちゃんの場合，最初はお匙やスポイドで丹念に与えます。吐いてもまた飲ませるくらいの根気と丁寧さが必要です。

　どんなものが適しているでしょうか。ひどい下痢のときには，水のほかに塩分やカリウムの補給，そして血糖を下げないために適度な糖分も必要です。そのために，「経口電解質液」と呼ばれる塩分・糖分を含んだもので水分補給を始めます。市販されているものではOS−1®，アクアライト®などがあります。これらは普通のスポーツドリンクに比べて塩分（ナトリウム）とカリウムが多めに入っていて，乳糖や砂糖（ショ糖）の代わりにブドウ糖を配合しています。じつは，ミルクの糖分である乳糖や，砂糖（ショ糖）は二種類の糖がつながってできている糖（二糖類）で，小腸で消化して一つずつに分解されないかぎりそのままでは吸収されません。ですから，おなかを通している（腸内を食物が通過するのが速くなっている）ときには消化が間に合わず，一度にたくさん飲むと消化不良のまま大腸の中へ行って浸透圧という負荷をかけてしまい，下痢を悪化させたり長引かせる原因となるのです。一方，ブドウ糖はもともと一つの糖（単糖）で，消化分解を受ける必要がなくそのまま吸収されます。しかも，ブドウ糖は塩分や水と一緒に吸収されるので，ひどい下痢のときでも体のためにいいのです。

　小さい赤ちゃんで，母乳やミルクしか飲んでくれず，下痢がひどいときはミルラクト®や

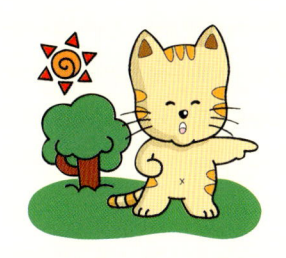

オリザチーム®などミルクの消化を助けるお薬が有効なことがありますから，小児科の先生に相談して下さい。
　下痢のときにリンゴがよいという話がありますが，これは本当ではありません。果物の糖質である果糖もブドウ糖と同様にその吸収に酵素分解は必要ありませんが，ブドウ糖より吸収が遅いために，やはりおなかを通しているときはたくさん摂らない方がいいのです。ただ，リンゴにはペクチンという保水線維が含まれていますので，すりおろして食べさせるのであれば，ジュースを飲ませるよりはましだとは言えます。
　ご飯やお粥はどうでしょう？　お米というのは，でんぷんが詰まった粒です。普通に炊いたご飯は一粒一粒の中にでんぷんが閉じ込められていますが，お粥ではお米の外側の膜が壊れて，中のでんぷんが溶けて糊状になって外へ出てきています。でんぷんはたくさんのブドウ糖がつながってできていて，唾液に含まれるアミラーゼという酵素で徐々にばらけてデキストリンになり，さらに分解されて麦芽糖になり，最後は小腸で一番吸収されやすいブドウ糖になります。また，よく噛んで食べるご飯やお粥には適度な粘り気（粘性）があるために，胃の中からゆっくり腸へ出て行き，また食道へは逆流しにくいのです。そして，ご飯やお粥を美味しく食べるために添えられる梅干しやお味噌汁には，ブドウ糖とともに吸収されやすい塩分やカリウムやアミノ酸がほどよく含まれていて，それらが水の吸収を促してくれます。ですから，おなかを壊していても時間をかけて少しずつ食べて，水やお茶で水分をとれば，ちょうどブドウ糖と塩分の入った点滴を受けるのと同じような効果があるのです。さらに，ご飯やお粥はおなかを通してしまって消化不良になっても，上で述べた乳糖や砂糖やジュース類とは違っておなかに浸透圧という負担をかけないので，下痢を悪化させる心配がありません。つまり，日本を始めアジアの国々で広く食べられているお粥，そしてそれを美味しく食べるために様々に工夫された塩味の食べ物には，おなかにとても優しいちゃんとした理由があるのです。
　どうでしょう，お子さんがおなかを壊したとき，病院へ連れて行って点滴をしてもらう代わりに，お粥を作ってお母さん（お父さん）が看病してみたくなっていただけましたか？

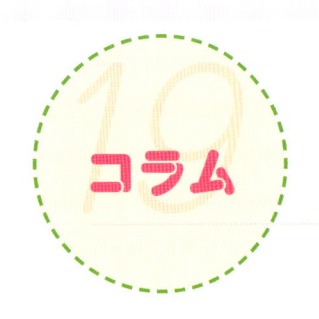

コラム 19　食中毒を予防しましょう

　食中毒とは，その原因となる細菌やウイルス，有毒な物質が食べ物に付着し，体内へ侵入することによって下痢や腹痛，発熱，はきけなどの症状が出る病気のことです。細菌などの微生物は目では見えなくても，大気や，土壌，水，動物の消化管の中や人の皮膚など，あらゆる環境中に存在しています。食中毒の原因となる細菌が食品に付着すると，温度などの条件がそろうことで，食品に含まれている栄養や水分を使って微生物は急速に増え，それを食べることによって食中毒を起こします。また，キノコや魚のフグなどには，自然に有毒な物質を含んでいるものがあり，そういったものをまちがえて食べることによって食中毒になることもあります。食中毒は，飲食店などで発生しているだけでなく，家庭でも発生しています。主な食中毒の原因と特徴，予防対策を表1に示します。食中毒を防ぐためには，細菌の場合は，細菌を食べ物に「つけない」食べ物に付着した細菌を「増やさない」，食べ物や調理器具に付着した細菌を「やっつける」という3つのことが原則となります。ウイルスの場合は，食品中では増えませんが，ごくわずかな汚染でも食べ物を通じて体内に入ると，人の腸管内で増殖し食中毒を起こすため，ウイルスによる食中毒を予防するためには，ウイルスを調理場内に「持ち込まない」，食べ物や調理器具にウイルスを「ひろげない」，食べ物にウイルスを「つけない」，付着してしまったウイルスを加熱して「やっつける」という4つのことが原則となります。政府広報オンライン (http://www.gov-online.go.jp/featured/201106_02/) では，その基本的な方法と，家庭で食品を購入してから，調理して，食べるまでの過程で，どのように食中毒を予防のするか，「買い物」「家庭での保存」「下準備」「調理」「食事」「残った食品」の6つのポイントで，具体的な方法を紹介しています（表2）。正しい知識を持って行動し食中毒を予防しましょう。特に子どもは大人と比べて体の抵抗力が弱いので，食中毒にかかりやすく症状が重くなりやすいものです。離乳食を作るとき，まな板，包丁，鍋などの調理器具は清潔にし，作ったらできるだけ時間を置かずに食べさせましょう。冷凍保存する場合は，食べさせる前に十分再加熱します。ハチミツはボツリヌス菌による食中毒になる恐れがあるため，1歳未満の赤ちゃんには食べさせないようにしましょう。刺身などの生ものも離乳食の期間は食べさせるのを控えましょう。よだれかけや口拭きタオルは清潔なものを使います。また，おむつ交換の後の手は細菌やウイルスが付着しているので石鹸でよく洗いましょう。調理の前はもちろん，調理中に生の肉・魚介類・卵をさわった後や，食事の前には，必ずきちんと手を洗う習慣を身につけましょう。

　食中毒によるおう吐や下痢の症状は，原因物質を排除しようという体の防御反応でもあります。食中毒かなと思ったら市販の下痢止めなどの薬をむやみに服用しないで，早めに受診して医師による適切な治療を受けることが大切です。

表1

細菌・ウイルス名	潜伏期間	おもな症状	特徴と食中毒予防対策
腸炎ビブリオ菌	8～24時間	腹痛，水様下痢，発熱，嘔吐など	海水・海中の泥に生息し，夏に集中発生します。塩分のあるところで増殖し真水や酸，熱に弱い特徴があります。60℃，10分間の加熱で死滅します。生の魚や貝などの魚介類（刺身，寿司，魚介加工品など）が主な原因食品になります。魚介類は新鮮なものでも水道水でよく洗い，短時間でも冷蔵庫に保存し，増殖を抑えるようにします。
サルモネラ属菌	6～72時間	激しい腹痛，下痢，発熱，嘔吐など	牛や豚，鶏，猫や犬などの腸の中にいる細菌です。自然界（川，下水，湖など）に広く分布し，生肉，特に鶏肉と卵を汚染することが多く，乾燥に強い特徴があります。十分に加熱していない卵・肉・魚などとその加工品が主な原因食品となるほか，ペットやネズミなどによって，食べ物に菌が付着する場合もあります。肉・卵は十分に加熱（75℃以上，1分以上）します。卵の生食は新鮮なものに限ります。食品は低温で保存します。
カンピロバクター	1～7日	発熱や頭痛，筋肉痛，倦怠感，吐き気，腹痛，下痢，血便など	牛や豚，鶏，猫や犬などの腸の中にいる細菌です。十分に加熱されていない肉（特に鶏肉）や，十分に洗っていない生野菜，井戸水や湧き水などが主な原因食品となります。潜伏期間が長いので判明しないこともあります。乾燥に弱く，加熱すれば菌は死滅します。調理器具を熱湯消毒し，よく乾燥させるようにし，肉と他の食品との接触を防いで二次汚染防止を徹底します。食肉は十分な加熱（65℃以上，数分）を行うようにします。
腸管出血性大腸菌（O157やO111など）	12～60時間	はげしい腹痛，下痢，血便など 重症化すると，死に至ることもある	牛や豚などの家畜の腸の中にいる病原大腸菌の一つです。毒性の強いベロ毒素を作り，激しい症状を引き起こします。十分に加熱されていない肉や，十分に洗っていない生野菜，井戸水や湧き水などが主な原因食品となります。レバーなどの内臓や食肉を生で食べないようにします。腸管出血性大腸菌は75℃で1分間以上の加熱で死滅するため，食肉を調理する際には中心部までよく加熱するようにします。野菜類は水道水でよく洗い，食品は低温保存します。
セレウス菌	嘔吐型：30分～6時間 下痢型：8～16時間	嘔吐型：吐き気，嘔吐 下痢型：下痢，腹痛	河川や土の中など自然界に広く分布している細菌です。毒素を作り，芽胞は90℃，60分の加熱でも死滅せず家庭用消毒薬も無効です。土がつきやすい穀類や豆類，香辛料などが主な感染源となり，チャーハンやスパゲティ，スープなどが主な原因食品となっています。毒素の違いによって，症状はおう吐型と下痢型の症状に分けられます。熱に強く，加熱による殺菌が難しいのが特徴ですが，少量では発症しないため，菌を増やさないことが予防のポイントです。米飯や麺類を作り置きせず，作ったら室温で放置しない，保存期間はできるだけ短くします。
ウエルシュ菌	6～18時間	腹部の膨満感で始まり，下痢，腹痛など。嘔吐や発熱はまれである。	人や動物の腸管や土壌などに広く生息する細菌です。酸素のないところで増殖し，芽胞を作るのが特徴です。カレー，煮魚，麺のつけ汁，野菜煮付けなどの煮込み料理が主な原因食品となります。加熱調理した食品の冷却は速やかに行い，室温で長時間放置しないようにします。また，食品を再加熱する場合は，よくかきまぜながら十分に加熱して早めに食べるようにします。ただし，加熱しても芽胞は死滅しないこともあるため注意が必要です。
黄色ブドウ球菌	1～3時間	吐き気，おう吐，腹痛，下痢など	自然界に広く分布し，人の皮膚や口腔内にもいます。調理する人の手や指に傷があったり，傷口が化膿している場合は，食品を汚染する確率が高くなります。そのため，加熱した後に手作業をする食べ物（おにぎり，弁当，巻きずし，調理パンなど）が主な原因食品となります。汚染された食品の中で菌が増殖し，毒素がつくられると食中毒を引き起こします。酸性やアルカリ性の環境でも増殖し，つくられた毒素は熱にも乾燥にも強いという性質があり，一度毒素ができてしまうと，加熱しても食中毒を防ぐことはできません。手指の洗浄，調理器具の洗浄殺菌を行って汚染を防ぎ，食品は低温で保存します。
ボツリヌス菌	8～36時間	吐き気，嘔吐，筋力低下，脱力感，便秘，神経症状（複視などの視力障害や発声困難，呼吸困難）など 重症化すると，死に至ることもある	土壌中や河川，動物の腸管など自然界に広く存在し，酸素を嫌う嫌気性細菌であるためびん詰，缶詰，真空包装食品，いずしなど酸素が含まれない食品中で増殖し，強い毒素を産生し，熱に極めて強い芽胞を作ります。食中毒症状の直接の原因であるボツリヌス毒素は，80℃，30分間（100℃なら数分以上）の加熱で失活するので，食べる直前に十分に加熱するようにします。容器が膨張している缶詰や真空パック食品は食べないようにします。ボツリヌス食中毒が疑われる場合は，抗毒血清による早期の治療が必要です。
ノロウイルス	1～2日	下痢，嘔吐，吐き気，腹痛など。発熱は一般的に軽度。	手指や食品などを介して，ウイルスが口から体内に入ることによって感染し，腸の中で増殖します。ノロウイルスに汚染された二枚貝などの食品（カキ，アサリ，シジミなど）を十分加熱しないまま食べたり，汚染された井戸水などを飲んだりして感染するほか，ノロウイルスに感染した人の手や唾液，ふん便，嘔吐物などを介して，二次感染するケースもあります。二枚貝は中心部まで充分に加熱（85℃～90℃，90秒間以上）します。食品を取り扱う際は手指をよく洗浄・消毒し，野菜などの生鮮食品は水道水で十分に洗浄します。調理器具等は洗剤などを使用し十分に洗浄した後，次亜塩素酸ナトリウム（塩素濃度200ppm）で拭くか，あるいは煮沸消毒することが有効です。

参考：厚生労働省（http://www.mhlw.go.jp/stf/seisakunitsuite/bunya/kenkou_iryou/shokuhin/syokuchu/index.html）

表2　食中毒を防ぐ6つのポイント

(1) 買い物	・消費期限を確認する ・肉や魚などの生鮮食品や冷凍食品は最後に買う ・肉や魚などは汁が他の食品に付かないように分けてビニール袋に入れる ・寄り道をしないで，すぐに帰る
(2) 家庭での保存	・冷蔵や冷凍の必要な食品は，持ち帰ったらすぐに冷蔵庫や冷凍庫に保管する ・肉や魚はビニール袋や容器に入れ，他の食品に肉汁などがかからないようにする ・肉，魚，卵などを取り扱うときは，取り扱う前と後に必ず手指を洗う ・冷蔵庫は10℃以下，冷凍庫は－15℃以下に保つ ・冷蔵庫や冷凍庫に詰めすぎない（詰めすぎると冷気の循環が悪くなる）
(3) 下準備	・調理の前に石けんで丁寧に手を洗う ・野菜などの食材を流水できれいに洗う（カット野菜もよく洗う） ・生肉や魚などの汁が，果物やサラダなど生で食べるものや調理の済んだものにかからないようにする ・生肉や魚，卵を触ったら手を洗う ・包丁やまな板は肉用，魚用，野菜用と別々にそろえて使い分けると安全 ・冷凍食品の解凍は冷蔵庫や電子レンジを利用し，自然解凍は避ける ・冷凍食品は使う分だけ解凍し，冷凍や解凍を繰り返さない ・使用後のふきんやタオルは熱湯で煮沸した後しっかり乾燥させる ・使用後の調理器具は洗った後，熱湯をかけて殺菌する（特に生肉や魚を切ったまな板や包丁）。台所用殺菌剤の使用も効果的。
(4) 調理	・調理の前に手を洗う ・肉や魚は十分に加熱。中心部を75℃で1分間以上の加熱が目安。
(5) 食事	・清潔な食器を使う ・作った料理は，長時間，室温に放置しない
(6) 残った食品	・残った食品を扱う前にも手を洗う ・清潔な容器に保存する ・温め直すときも十分に加熱 ・時間が経ちすぎたものは思い切って捨てる ・ちょっとでもあやしいと思ったら食べずに捨てる

政府広報オンライン（http://www.gov-online.go.jp/featured/201106_02/）

コラム 20

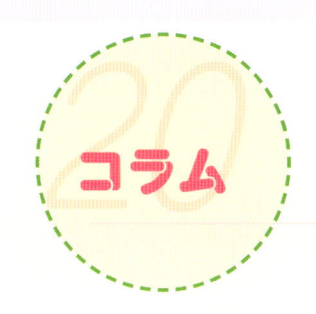

衛生対策，感染予防対策として，離乳期に気を付けること

　離乳期には赤ちゃんの歯の生え方や噛んだり飲み込んだりする力にあわせて，食べ物の形状をペースト状にしたり，細かく刻んだりする必要があります。普通はすり鉢やミキサー，スプーンでつぶす，あるいは包丁で刻む，といった方法で調理されると思いますが，手軽に食べさせるために保護者が自分で噛み砕いた食べ物を与えるということが以前はよくありました。しかし，唾液の中には望ましくない細菌やウイルスが含まれていることがあるので，口移しで食べさせると保護者から赤ちゃんに感染してしまうリスクがあります。唾液に含まれている可能性のある代表的な病原微生物として虫歯の原因になるミュータンス菌や胃がんの原因になるピロリ菌，肝硬変や肝臓がんの原因になるB型肝炎ウイルスなどがあります。口移しではなくても，唾液がたくさん混じった食べ残しを与えるのもよくありません。おはしやスプーンなども洗わずに使い回したりしないようにしましょう。離乳期以降も唾液から病気がうつる可能性はありますので，引き続きこれらの行為は控えるように気をつけて下さい。

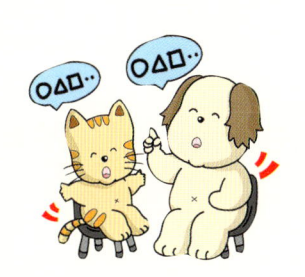

ベビーフードの活用の仕方

「離乳食」というと手間がかかるイメージがありますが，家族の食事から取り分けたり，冷凍保存したものを利用することで簡単に作ることができます。また冷蔵庫にある食材を使って作ることができるので手作りすると非常に経済的です．しかし，家族の食事が取り分けできる献立ではない，作る時間がない，外で食べるなどといった場合は，市販のベビーフードを活用するのも一つの方法です。

ベビーフードはスーパーなどで各メーカーからさまざまな商品が販売されています．ベビーフードを活用するメリットとしては，手間がかからないこと，衛生的であること，持ち運べることなどがあります．

★ベビーフードのタイプ
- ウエットタイプ…レトルト食品や瓶詰めなどの液状または半固形状のもの
- ドライタイプ…水やお湯を加えて元の形状にして食べるもので，粉末状，顆粒状，フレーク状，固形状のもの

★ベビーフードの選び方
- 子どもの月齢や発達段階にあったものを選ぶ…表示されている月齢を参考にしましょう。ただしあくまでも表示の月齢は目安なので，お子さんの摂食機能の発達にあわせて選ぶことがとても重要です
- 用途にあわせて選択する…そのまま主食やおかずとしてあたえられるもの（例　雑炊や肉じゃが），素材を下ごしらえしたもの（例　野菜のペースト），味付けするための調味ソース（例　だし），外出先に持ち運ぶのに便利なカップタイプなどさまざまなものがあります。用途に合わせて選びましょう

★ベビーフードの組み合わせ方と量

主食，主菜，副菜がそろうように組み合わせましょう。量は1日の食材と乳汁の目安量(p.72〜75)を参考にしながら，1食あたりのカロリーを目安に組み合わせましょう。

組み合わせ例

① 離乳初期（5ヵ月～）

白身魚とほうれん草のクリーム煮
- 和光堂 手作り応援 ホワイトソース
- 和光堂 はじめての離乳食 裏ごしおさかな 裏ごしほうれんそう

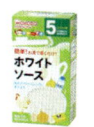

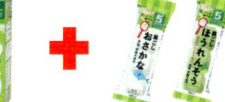

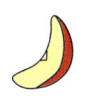

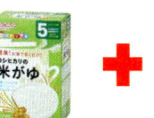

すりおろしりんご
- りんご 20g（約1/10個）

とうもろこし粥
- 和光堂 手作り応援 コシヒカリの米がゆ
- 和光堂 はじめての離乳食 裏ごしとうもろこし

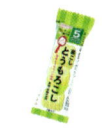

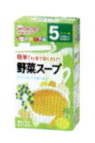

野菜スープ
- 和光堂 手作り応援 野菜スープ

エネルギー　79kcal
たんぱく質　1.8g，脂質　0.7g，炭水化物　17.1g

② 離乳中期（7ヵ月～）

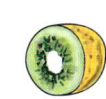

白身魚と高野豆腐のうま煮
- ビーンスターク 素材満菜 白身魚と高野豆腐のうま煮

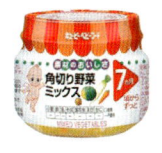

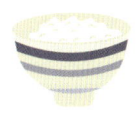

キウイ
- キウイ果肉 20g（約1/4個）

野菜粥
- キューピー 角切り野菜のミックス
- 全粥 70g

エネルギー　118kcal
たんぱく質　3.2g，脂質　0.8g，炭水化物　24.1g

③ 離乳後期（9ヵ月～）

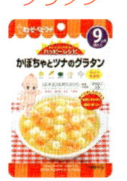

グラタン
- キューピー ハッピーレシピ かぼちゃとツナのグラタン

バナナ
- バナナ果肉 20g（1/5本）

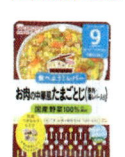

中華風卵とじ
- 和光堂 グーグーキッチン お肉の中華風たまごとじ（豚・肉・鶏レバー入り）

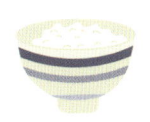

- 全粥 110g

エネルギー　187kcal
たんぱく質　5.4g，脂質　2.4g，炭水化物　35.6g

④ 離乳完了期（12ヵ月～）

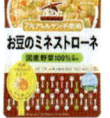

ミネストローネ
- 和光堂 グーグーキッチン お豆のミネストローネ

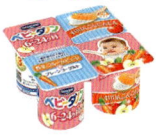

ヨーグルト
- ダノンジャパン ベビーダノン すりりんご＆にんじん（1個45g）

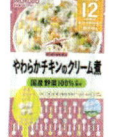

チキンクリーム煮
- 和光堂 グーグーキッチン やわらかチキンのクリーム煮

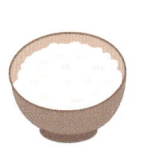

- 軟飯 85g

エネルギー　270kcal
たんぱく質　8.3g，脂質　6.7g，炭水化物　45.4g

（2015年12月現在発売商品）

（栄養成分について：りんご・バナナ・キウイ・全粥・軟飯については文部科学省日本食品標準成分表2015年版（七訂）より計算。商品については栄養成分表示より抜粋）

フリージングの活用

　離乳食作りは，軟らかく煮たり，小さく切ったり，つぶしたりと手間も時間もかかります。毎回，離乳食をすべて最初から手作りするのはたいへんです。フリージングを上手に活用すれば，毎日の離乳食作りが簡単になります。

　離乳食に使う食材は極少量です。時間があるときにまとめて料理をして，時期に合った形状や量にしてフリージングしておくと，調理にかかる時間が短くなります。解凍後，再加熱してそのまま食べさせたり，他の食材と組み合わせて簡単にアレンジしたりすることもできます。また，必要な量だけ調理することができるので，食材が無駄になりません。

　ほとんどの食材は，下ごしらえをすればフリージングできます。まずは，ごはん，食パン，うどん，だし，スープ，かぼちゃやじゃがいもなどよく使う食材からフリージングしておくと便利です。忙しいときでもフリージングした食材を活用すると，手作りの離乳食を赤ちゃんに食べさせてあげられます。

～フリージングの基本～

① **新鮮な食材を新鮮なうちに冷凍する**
　鮮度が落ちると味が悪くなるだけでなく，細菌も繁殖しやすくなります。
　新鮮な食材を選び，なるべく早く調理しましょう。

② **調理器具は清潔にする**
　特に細菌が繁殖しやすい調理器具は，包丁やまな板などです。
　調理器具やくり返し使う保存容器などは熱湯をかけて殺菌しましょう。

③ **1回分ずつ冷凍する**
　1回分の量を小分けにして冷凍しておけば，使いたい分だけ解凍できるので便利です。
　また，冷凍や解凍する時間が短縮できます。

④ **空気をしっかり抜く**
　酸化したり，味が落ちたりするのを防ぐために密閉して冷凍します。
　フリーザーバッグを使うときは，空気をしっかり押し出して封をしましょう。

⑤ **完全に冷ましてから冷凍する**
　食材が温かい状態で冷凍庫に入れると，結露して味が悪くなり，凍るのに時間がかかります。
　また，冷凍庫内の温度が上がり，他の食材を傷めることもあります。
　食材は完全に冷ましてから冷凍庫に入れましょう。

⑥ **急速冷凍する**
　食材の味や栄養を損なわれないようにするために，短時間で冷凍しましょう。
　金属製のバットにのせたり，アルミホイルに包んだりすると，より早く冷凍できます。
　フリーザーバッグに入れるときは薄く平らにすると，解凍も均一にできます。

⑦ **保存期間は1～2週間を目安にする**
　冷凍期間が長くなるほど酸化や乾燥が進み，味が悪くなります。
　食材名と冷凍した日付を記入して，1～2週間をめどに使い切りましょう。
　また，冷凍専用の袋や容器を使うと，乾燥や酸化，変色を防げます。

～小分けしてフリージングするときに便利な道具と使い方～

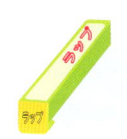

① **ラップ**
- 板状にしてラップで包む
  早く凍るように、薄く平らにして包みます。
  重ねて保存できるのでスペースをとりません。
  適した食材：水分が少なく、粘度のあるもの
  　　　　　　5倍粥、軟飯、麺類、かぼちゃやじゃがいものマッシュなど
- 巾着状にラップで包む
  食材の量にあわせて小分けにできます。
  乾燥を防ぐため、包んでフリーザーバッグに入れておくと安心です。
  適した食材：水分が少ないもの
  　　　　　　下ごしらえした野菜・魚・肉など

② **フリーザーバッグ**
- フリーザーバッグに入れて薄くのばし、箸などで1回分ずつ筋目をつける。
  使うときは、筋目のところで折って1回分ずつ取り出します。
  適した食材：ペースト状のもの
  　　　　　　野菜ペースト、粘度のあるソース類など

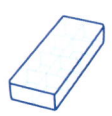

③ **製氷皿**
- 製氷皿に入れて凍らせる
  完全に凍ったら、フリーザーバッグに移し保存することができます。
  1ブロックの容量を把握しておくと便利です。
  適した食材：水分の多いもの
  　　　　　　10倍粥、だし、スープ、野菜のピューレ、初期の離乳食など

④ **紙カップ**
- 1回分ずつカップに入れてラップをかけて冷凍する
  完全に凍ったら、保存容器やフリーザーバッグに移すこともできます。
  適した食材：水分の少ない食材
  　　　　　　下ごしらえした野菜、魚、肉など

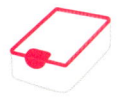

⑤ **ミニサイズの密閉容器**
- 1食分ずつ小分けにして冷凍する
  ふた付きの耐熱性のものは、そのまま電子レンジにかけることができて便利です。
  適した食材：1食分のおかゆ、うどんなどの汁物、カットしたゆで野菜など

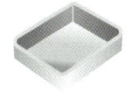

⑥ **金属製のバットやトレイ**
- できるだけ薄く平らにしてバットにのせて冷凍する
  急速冷凍するために、金属製のバットやトレイがあると便利です。
  冷凍できたら、バットから外して重ねて保存することもできます。

～おいしく解凍するコツ～

① **使う分だけ解凍する**
　フリージングした食材は再冷凍すると、品質が落ち、細菌が繁殖しやすくなります。
　使う分だけ取り出して解凍しましょう。

② **凍ったまましっかり加熱する**
　離乳食は、食べる直前に加熱しながら解凍します。
　自然解凍すると細菌が繁殖しやすく、水っぽくなって味や栄養価が落ちます。
　凍ったまま一気に加熱するとおいしく仕上がります。

③ **加熱するときは水分を加える**
　離乳食は量が少ないので、そのまま解凍するとパサパサになりがちです。
　電子レンジの場合は、水少々をふり、ラップをふんわりかけて加熱します。
　鍋で加熱するときは、水分量を増やして煮ます。

④ **電子レンジで加熱するときはときどき混ぜて加熱する**
　電子レンジは、一度に加熱すると加熱ムラができやすくなります。様子を見ながら途中で
　何度か取り出し、混ぜながら加熱します。

　　～フリージングの基本を押さえて、安全でおいしい離乳食作りに役立てましょう～

あると便利♪離乳食の調理器具

衛生面に気をつけましょう♪
調理器具はなるべく煮沸や家庭用消毒剤で消毒をして使いましょう！

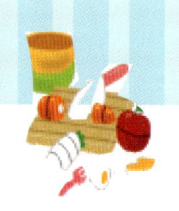

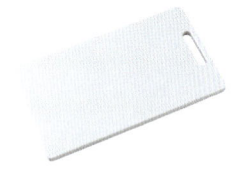

まな板
まな板は汚れやすいため、なるべくプラスチック製で小型で扱いやすい物を赤ちゃん専用にするとよいでしょう。

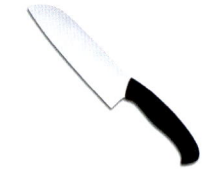

包丁
家族と併用のものでも構いませんが、赤ちゃん用に小さめの包丁（フルーツナイフやペディナイフなど）があるとより便利です。

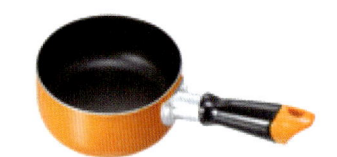

小型のフライパン
厚手のものか、テフロン加工されたものだと焦げ付かずに上手に調理できます。

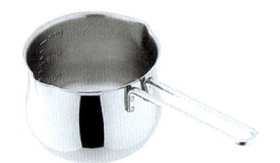

厚手の小鍋（ミルクパン）
離乳食は少量を煮たり、炊いたりすることが多いので、薄手の鍋より厚手の小鍋があると便利です。煮る以外に、お粥を炊いたり、フライパン代わりにもなります。

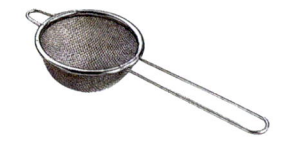

こし器
裏ごしをしてペースト状にするのに便利です。

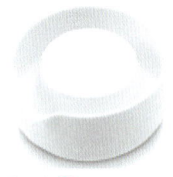

おろし金・おろし器
食材をピューレ状にするときに便利です。ささみなどは冷凍した状態でおろすと簡単にペーストができます。
おろし金やおろし器は汚れがとれにくいので、できれば離乳食専用のものがあるとよいでしょう。

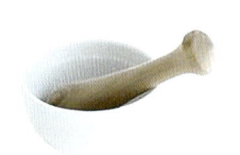

すり鉢・すりこぎ
食材をやわらかくゆでてつぶしたり、繊維の多い野菜をすりつぶすときに便利です。
離乳食はすりつぶし調理が多いことと、1回で使用する食材の量が少ないため、小さめのすり鉢やすりこぎがあると便利です。

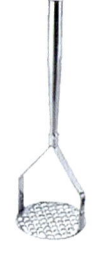

つぶし器（いもつぶし・マッシャー）
いも類や軟らかく煮た野菜をつぶすときにあると便利です。
茹でた野菜を5～10mm角にカットすることもできます。

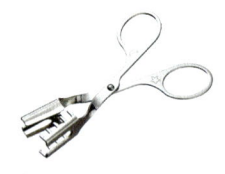

ヌードルカッター
麺類をカットするのに便利です。
赤ちゃんの口の大きさに合わせて切りましょう。

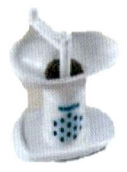

フードミル
出来上がった料理をすりつぶすときに便利です。
水分をいれなくてもすりつぶせます。
少量でもすりつぶせます。

セットとなって市販されているものもあります♪

すりつぶしボウル、カットプレート（つぶし器）、レンジ用フタ、おろしプレート、裏ごしプレート、すり鉢ボウル、ヘラ　入り
（コンビ株式会社：ベビーレーベル 離乳食ナビゲート調理セットC）

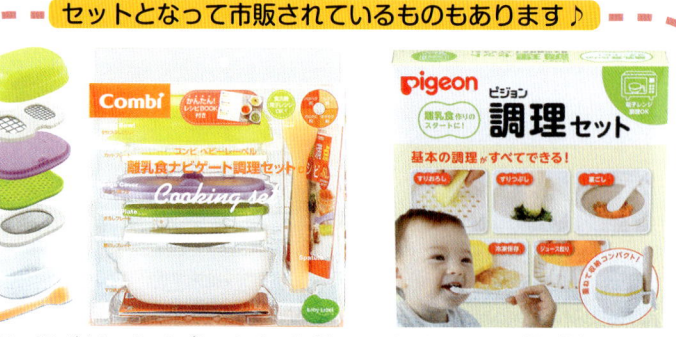

おろしフタ、こし網、保存フタ、おろし板、ジュースしぼり、すり棒、すり鉢、フィーディングスプーン　入り
（ピジョン株式会社：調理セット）

編集後記

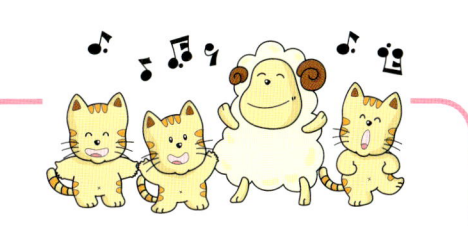

　当センターは我が国の小児病院の草分けの一つであり、30年以上にわたる歴史をもっています。管理栄養士も当センターのスタッフとしてこれまでさまざまな疾患をもつ、さまざまな家庭背景の患者さんの栄養指導に精一杯取り組んできました。この過程で蓄積してきた、非常に貴重な経験や知識を今回このような形でレシピ集としてまとめることができ、本当に嬉しく思っています。

　レシピの写真は、栄養管理室の管理栄養士6名と実習生2名が力を結集して、早朝から夜遅くまで3日間かけてひたすら作り続けた料理です。そのハードな作業に川久保民雄カメラマンと吉川美子料理研究家のお二人もお付き合い下さり、たくさんの有益なアドバイスをいただいて、すばらしい料理写真を掲載することができました。

　子どもたちの健やかな成長・発達を心から願う多くのスタッフの惜しみない協力により完成したこの本は、きっと読者のみなさまの豊かな食生活に寄与するものと確信しています。

恵谷　ゆり
西本裕紀子

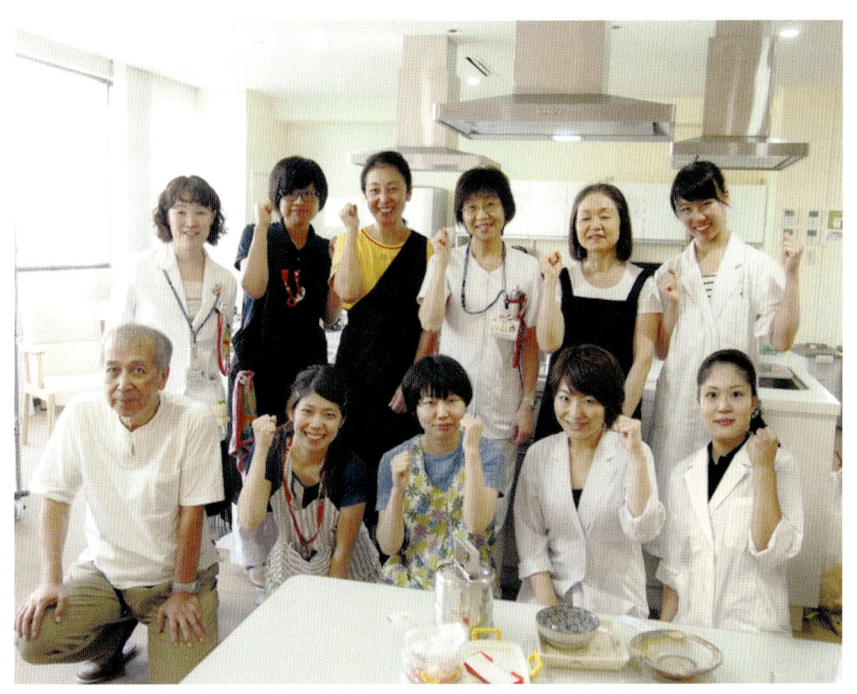

恵谷ゆり，伊藤真緒，吉川美子，西本裕紀子，藤本素子，花井美夢
川久保民雄，麻原明美，加嶋倫子，古川千紗子，関戸　彩

一般索引

appropriate for date (AFD)	9
BMI (Body Mass Index)	2
DHA	13, 56
DOHaD (developmental origins of health and disease)	4, 8
EPA	13, 56
n-3系脂肪酸	13
small for date (SFD)	9
small for gestational age (SGA)	9

あ行

アトピー性皮膚炎	79
アレルギー	19
ウイルス感染	76
ウイルス性胃腸炎	106
エイコサペンタエン酸	13, 56
栄養素の食事摂取基準	11
エネルギーの食事摂取基準	11
悪阻	27
オメガ3	18
おろし金・おろし器	116

か行

カルシウム	14
カルシウムを多く含む食品	15
感染性胃腸炎	106
牛乳	76
下痢	106
こし器	116
こどもの食事でこまっていること	99

さ行

魚	56
砂糖	106
サプリメント	16
市販だし	44
主菜料理献立	46
主食とおかずの合体献立	54
授乳	62
食事摂取基準	10
食中毒	108
食物アレルギー	92
女性の体格	2
ショ糖	106
汁物料理献立	52
すり鉢・すりこぎ	116
成長曲線	68
卒乳	71

た行

胎児発育	2
胎内発育遅延児	18
単糖	106
断乳	71
たんぱく質	10
つぶし器	116
つわり	27
低出生体重児	2, 5, 9
鉄強化の飲料（ビテツ）	28
鉄強化の乳飲料	36
鉄欠乏性貧血	70
鉄欠乏性貧血予防	12
鉄分補給に役立つ市販の鉄強化食品	43
鉄を多く含む食品	12
ドコサヘキサエン酸	13, 56
トランス脂肪酸	18

な行

二糖類	106
乳児期の栄養	62
乳児期の栄養素	63
乳児期のエネルギー	63
乳児期の食事摂取基準	62, 63
乳児難治性下痢	79
乳児の便秘	91
乳糖	106
乳幼児の鉄欠乏性貧血	70
妊娠悪阻	27
妊娠期の栄養と食事	10
妊娠期のエネルギー消費量	10
妊娠期のおやつ献立	58
妊娠後期献立	36
妊娠初期献立	20
妊娠中期献立	28
妊娠中にとりたい1日の食材	17
妊娠中の推奨体重増加量	15
妊娠中の体重管理	3
妊娠の食事摂取基準	11
妊娠前の体重管理	2
ヌードルカッター	116

は行

発達レベルに合わせた調理	68
ビタミンAの過剰摂取	13
肥満型	3
肥満妊婦	4
フードミル	116

118

フォローアップミルク	76
副菜料理献立	48
ブドウ糖	106
フライパン	103
フリージング	114
ベビーフード	112
包丁	116
母乳	64, 76

ま行

まな板	116
ミルク	76
ミルクアレルギー	79
メチル水銀	56

や行

やせ型	3
やせ型妊婦	4
ヨウ素（ヨード）	44
ヨウ素含有量の多い食材	45
ヨウ素摂取基準	45
葉酸	13, 14, 16
葉酸を多く含む食品	14

ら行

離乳完了期	75, 92
離乳期に適した食品と調理の目安	69
離乳期のおやつ献立	105
離乳後期	74, 86
離乳初期	72, 80
離乳食	62, 66, 78
離乳食がうまく進まない赤ちゃん	97
離乳食の進め方	66
離乳食の調理器具	116
離乳中期	73, 82
離乳とは	66
離乳の開始	67
離乳の完了	68, 71

妊娠期献立索引

主食　ご飯

ごはん	20, 21, 29, 36, 37
里芋とひじきの炊き込みご飯	28, 31
ちらしずし	54
パエリア	54

主食　パン

トースト	20
レーズンパン	28

主食　麺

あさりとアスパラガスのペペロンチーノスパゲティ	36, 39
あさりの煮込みうどん	55

主菜　肉料理

レバーハンバーグ	46
肉豆腐	21, 25
豚肉の幽庵焼き	37, 41

主菜　魚料理

あさり卵焼き	47
あさりとアスパラガスのペペロンチーノスパゲティ	36, 39
あさりの煮込みうどん	55
厚揚げえびきのこあんかけ	47
鮭のマスタードパン粉焼きマッシュポテトと野菜添え	20, 23
さわらの西京焼き　大根おろしとすだち	28, 31
ちらしずし	54
ちり蒸し	46
パエリア	54

主菜　卵料理

あさり卵焼き	47
スペイン風オムレツ	28, 30
ビスマルク風アスパラガス＆エッグ	20, 22
ほうれん草としらすの卵焼き	36, 38

主菜　その他

厚揚げえびきのこあんかけ	47
ちり蒸し	46
肉豆腐	21, 24
豆と野菜の具だくさんミルクスープ	29, 34

副菜

あさり春雨ごまマヨサラダ	50
いかサラダ	49
かぶとよもぎ麩の炊き合わせ銀餡かけ	28, 33
かぼちゃのサラダ	36, 40
きのことひじきの白あえ	37, 42
キャベツとカニかまのごま酢あえ	36, 38
キャベツの南蛮酢あえ	28, 32
グリーンサラダ	20, 22
ごぼうとこんにゃくのソース煮	37, 42
小松菜ともやしのおかかあえ	37, 41

さつまいものレーズンレモン煮……………50
大根おろしみつばレモン酢あえ……………49
チキンソテーのホットサラダ…………29, 35
筑前煮…………………………………………51
長芋ときゅうりの梅あえ………………21, 26
夏野菜のラタトゥイユ風レンジ煮……20, 24
菜の花ときのこのからしあえ………………48
ひじきとれんこんの炒め煮…………………51
ブロッコリーとツナのサラダ…………28, 30
ほうれんそうとスイートコーンのおひたし…21, 26
レバーと小松菜の炒めもの…………………48

汁物
あったか味噌汁…………………………32, 39
粕汁……………………………………………53
クラムチャウダー……………………………53
根菜ときのこの味噌汁…………………21, 25
豆腐ときくらげのにらスープ………………52
ほうれんそうのクリームポタージュ………52
野菜たっぷりトマトスープ……………36, 40
野菜の吉野汁……………………………28, 32

果物・デザート
いちご…………………………………………20
ウエハース……………………………………59
柿のヨーグルトあえ……………………36, 41
果物(キウイフルーツ)………………………36
果物(りんご)…………………………………28
グラノーラ＆ヨーグルト……………………58
グレープフルーツ……………………………29
さつまいも……………………………………59
鉄分強化のウエハース…………………37, 59
ふかし芋…………………………………37, 59
ふかし芋＆鉄分強化ウエハース……………59
フルーツグラノーラ＆ヨーグルト…………21
ヨーグルトのクレーム・ダンジュ風…29, 59

飲料
カフェオレ……………………………………20
グリーンスムージー……………………29, 58
鉄強化の飲料(ビテツ)………………………28

妊娠期材料別索引

アーモンド　かぼちゃのサラダ……………40
青じそ　長芋ときゅうりの梅あえ…………26
青ねぎ　あさりの煮込みうどん……………55

粕汁……………………………………………53
ちり蒸し………………………………………46
野菜の吉野汁…………………………………32
あさり　あさり卵焼き………………………47
　　　あさりとアスパラガスの
　　　　ペペロンチーノスパゲティ………39
　　　あさりの煮込みうどん……………55
　　　あさり春雨ごまマヨサラダ…………50
　　　クラムチャウダー…………………53
　　　パエリア……………………………54
アスパラガス　あさりとアスパラガスの
　　　　ペペロンチーノスパゲティ………39
　　　にんじんのグラッセとアスパラガス……46
　　　ビスマルク風アスパラガス＆エッグ……22
厚揚げ　厚揚げえびきのこあんかけ………47
油揚げ　粕汁…………………………………53
　　　野菜の吉野汁……………………32
いか(胴)　パエリア…………………………54
　　　いかサラダ……………………………49
いちご…………………………………………20
ウエハース……………………………………59
うどん　あさりの煮込みうどん……………55
梅干し　長芋ときゅうりの梅あえ…………26
枝豆(さやつき)　きのことひじきの白あえ…42
えび　パエリア………………………………54
エリンギ　夏野菜のラタトゥイユ風レンジ煮…24
おくら　あったか味噌汁……………………39

かいわれ大根　ちらしずし…………………54
柿　柿のヨーグルトあえ……………………41
かにかまぼこ　キャベツとカニかまのごま酢あえ
　　　………………………………………38
かぶ　かぶとよもぎ麩の炊き合わせ銀餡かけ…33
かぼちゃ　かぼちゃのサラダ………………40
　　　　夏野菜のラタトゥイユ風レンジ煮……24
きくらげ(乾)　キャベツとカニかまのごま酢あえ…38
　　　　豆腐ときくらげのにらスープ……52
きぬさや　ちらしずし………………………54
　　　　筑前煮……………………………51
　　　　肉豆腐……………………………25
キャベツ　あさり卵焼き……………………47
　　　　キャベツとカニかまのごま酢あえ……38
　　　　キャベツの南蛮酢あえ……………32
　　　　野菜たっぷりトマトスープ………40
牛肩ロース薄切り肉　肉豆腐………………25
牛乳　クラムチャウダー……………………53
　　　鮭のマスタードパン粉焼き　マッシュ
　　　　ポテトと野菜添え……………………23
　　　スペイン風オムレツと付け合わせ……30
　　　ほうれんそうのクリームポタージュ…52

豆と野菜の具だくさんミルクスープ……34	野菜の吉野汁…………………………32
レバーハンバーグ………………46	レバーと小松菜の炒めもの……………48
牛ミンチ　レバーハンバーグ………………46	しらす干し　ほうれん草としらすの卵焼き・
きゅうり　いかサラダ………………………49	サラダ菜添え………………………38
チキンソテーのホットサラダ…………35	すだち　さわらの西京焼き・大根おろしと
長芋ときゅうりの梅あえ………………26	すだち………………………………31
クレソン　チキンソテーのホットサラダ…35	ズッキーニ　夏野菜のラタトゥイユ風レンジ煮
コーンスターチ　ヨーグルトのクレーム	………………………………………24
ダンジュ風…………………………59	スパゲティ　あさりとアスパラガスのペペロン
ごぼう　あさりの煮込みうどん……………55	チーノスパゲティ…………………39
ごぼうとこんにゃくのソース煮………42	セロリ　豆と野菜の具だくさんミルクスープ…34
筑前煮………………………………51	
野菜の吉野汁………………………32	大根　あさりの煮込みうどん………………55
小松菜　あさりの煮込みうどん……………55	あったか味噌汁……………………39
小松菜ともやしのおかかあえ…………41	粕汁…………………………………53
豚肉の幽庵焼き……………………41	根菜ときのこの味噌汁……………25
豆と野菜の具だくさんミルクスープ……34	さわらの西京焼き・大根おろしとすだち…31
レバーと小松菜の炒めもの……………48	大根おろしみつばレモン酢あえ……49
米　里芋とひじきの炊き込みご飯…………31	ちり蒸し……………………………46
パエリア……………………………54	野菜の吉野汁………………………32
コンソメ　パエリア…………………………54	大豆（水煮）　豆と野菜の具だくさんミルクスープ…34
こんにゃく　粕汁……………………………53	たかのつめ　あさりとアスパラガスの
ごぼうとこんにゃくのソース煮………42	ペペロンチーノスパゲティ………39
筑前煮………………………………51	たかのつめ　キャベツの南蛮酢あえ………32
野菜の吉野汁………………………32	卵　あさり卵焼き……………………………47
	スペイン風オムレツと付け合わせ………30
さくらえび（乾）　里芋とひじきの炊き込みご飯	ビスマルク風アスパラガス＆エッグ……22
………………………………………31	ほうれん草としらすの卵焼き・
さけ　鮭のマスタードパン粉焼き…………23	サラダ菜添え………………………38
さつまいも………………………………59	レバーハンバーグ…………………46
さつまいものレーズンレモン煮………50	たまねぎ　あさりとアスパラガスの
さといも　里芋とひじきの炊き込みご飯……31	ペペロンチーノスパゲティ………39
サニーレタス　グリーンサラダ……………22	いかサラダ…………………………49
スペイン風オムレツと付け合わせ……30	クラムチャウダー…………………53
さやいんげん　厚揚げえびきのこあんかけ……47	グリーンサラダ……………………22
サラダ菜　ほうれん草としらすの卵焼き・	根菜ときのこの味噌汁……………25
サラダ菜添え………………………37	スペイン風オムレツと付け合わせ……30
さわら　さわらの西京焼き・大根おろしと	夏野菜のラタトゥイユ風レンジ煮……24
すだち………………………………31	肉豆腐………………………………25
しめじ　きのことひじきの白あえ…………42	パエリア……………………………54
里芋とひじきの炊き込みご飯…………31	ほうれんそうのクリームポタージュ……52
菜の花ときのこのからしあえ…………48	豆と野菜の具だくさんミルクスープ……34
じゃがいも　クラムチャウダー……………53	レバーハンバーグ…………………46
鮭のマスタードパン粉焼き……………23	野菜たっぷりトマトスープ………40
スペイン風オムレツと付け合わせ……30	たら　ちり蒸し………………………………46
しょうが　あさりの煮込みうどん…………55	チーズ　チキンソテーのホットサラダ……35
厚揚げえびきのこあんかけ……………47	ツナ（油漬け）　ブロッコリーとツナのサラダ…30
あったか味噌汁……………………39	豆腐　きのことひじきの白あえ……………42
ごぼうとこんにゃくのソース煮………42	ちり蒸し……………………………46
ちらしずし…………………………54	豆腐ときくらげのにらスープ……52

121

肉豆腐…………………………………… 25	里芋とひじきの炊き込みご飯………… 31
トマト　チキンソテーのホットサラダ……… 35	豚肩ロース肉　豚肉の幽庵焼き……… 41
パエリア………………………… 54	
夏野菜のラタトゥイユ風レンジ煮……… 24	ブロッコリー　ブロッコリーとツナのサラダ… 30
野菜たっぷりトマトスープ……… 40	ベーコン　野菜たっぷりトマトスープ……… 40
鶏もも肉　チキンソテーのホットサラダ…… 35	ベビーリーフ　鮭のマスタードパン粉焼き
鶏レバー　レバーと小松菜の炒めもの …… 48	マッシュポテトと野菜添え　……… 23
レバーハンバーグ……………… 46	ほうれんそう　グリーンスムージー……… 58
	ちり蒸し…………………………… 46
ながいも　長芋ときゅうりの梅あえ………… 26	ほうれんそうとスイートコーンのおひたし … 26
なす　夏野菜のラタトゥイユ風レンジ煮……… 24	ほうれんそうのクリームポタージュ……… 52
菜の花　菜の花ときのこのからしあえ……… 48	ほうれん草としらすの卵焼き・サラダ菜
生クリーム　ほうれんそうのクリームポタージュ… 52	添え……………………………… 38
ヨーグルトのクレーム・ダンジュ風	ホールコーン（缶）　ほうれんそうと
………………………… 29, 59	スイートコーンのおひたし……… 26
なめこ　あったか味噌汁………………… 39	干ししいたけ　厚揚げえびきのこあんかけ… 47
にら　豆腐ときくらげのにらスープ……… 52	きのことひじきの白あえ……… 42
にんじん　あさりの煮込みうどん………… 55	かぶとよもぎ麸の炊き合わせ銀餡かけ… 33
あさり春雨ごまマヨサラダ…… 50	
あったか味噌汁………………… 39	まいたけ　根菜ときのこの味噌汁……… 25
粕汁……………………………… 53	ちり蒸し…………………………… 46
かぶとよもぎ麸の炊き合わせ銀餡かけ… 33	マッシュルーム　豆と野菜の具だくさん
ごぼうとこんにゃくのソース煮… 42	ミルクスープ………………… 34
根菜ときのこの味噌汁……………… 25	水菜　かぶとよもぎ麸の炊き合わせ銀餡かけ　33
筑前煮…………………………… 51	ミックスビーンズ（水煮）　豆と野菜の
にんじんのグラッセとアスパラガス…… 46	具だくさんミルクスープ………… 34
豆と野菜の具だくさんミルクスープ…… 34	みつば　あさり卵焼き…………………… 47
野菜たっぷりトマトスープ……… 40	あったか味噌汁………………… 39
野菜の吉野汁……………………… 32	根菜ときのこの味噌汁……………… 25
にんにく　あさりとアスパラガスの	大根おろしみつばレモン酢あえ……… 49
ペペロンチーノスパゲティ……… 39	ミニトマト　いかサラダ………………… 49
ごぼうとこんにゃくのソース煮… 42	スペイン風オムレツと付け合わせ ……… 30
チキンソテーのホットサラダ……… 35	鮭のマスタードパン粉焼き　マッシュポテト
夏野菜のラタトゥイユ風レンジ煮……… 24	と野菜添え……………………… 23
パエリア………………………… 54	むきえび　厚揚げえびきのこあんかけ… 47
豆と野菜の具だくさんミルクスープ…… 34	もやし　豚肉の幽庵焼き………………… 41
野菜たっぷりトマトスープ……… 40	
	焼きのり　ちらしずし…………………… 54
バナナ　グラノーラ＆ヨーグルト……… 58	ゆず　豚肉の幽庵焼き…………………… 41
グリーンスムージー……………… 58	ヨーグルト　柿のヨーグルトあえ……… 41
パプリカ　スペイン風オムレツと付け合わせ … 30	グラノーラ＆ヨーグルト……… 58
パエリア………………………… 54	ヨーグルトのクレーム・ダンジュ風……… 59
夏野菜のラタトゥイユ風レンジ煮……… 24	よもぎ麸　かぶとよもぎ麸の炊き合わせ銀餡かけ
春雨（乾）　あさり春雨ごまマヨサラダ……… 50	……………………………………… 33
パン粉　レバーハンバーグ……………… 46	
ピーマン　スペイン風オムレツと付け合わせ … 30	ラディッシュ　菜の花ときのこのからしあえ … 48
パエリア………………………… 54	レーズン　かぼちゃのサラダ…………… 40
夏野菜のラタトゥイユ風レンジ煮……… 24	さつまいものレーズンレモン煮……… 50
ひじき（乾）　きのことひじきの白あえ……… 42	レタス　あさり春雨ごまマヨサラダ……… 50
ひじきとれんこんの炒め煮……… 51	いかサラダ………………………… 49

グリーンサラダ……………………… 22	さばのマリネ……………………………… 104
チキンソテーのホットサラダ…………… 35	さわらの煮つけ…………………………… 90
レモン　さつまいものレーズンレモン煮…… 50	白身魚のバター煮………………………… 84
鮭のマスタードパン粉焼き　マッシュポテト	フィッシュピカタ………………………… 104
と野菜添え…………………… 23	**主菜　卵料理**
ヨーグルトのクレーム・ダンジュ風…… 59	トマトスクランブル……………………… 88
れんこん　筑前煮………………………… 51	ブロッコリースクランブルエッグ……… 103
ひじきとれんこんの炒め煮……………… 51	卵黄マッシュ……………………………… 81
ローリエ　豆と野菜の具だくさんミルクスープ	**主菜　その他**
………………………………… 34	高野豆腐の卵とじ………………………… 104
野菜たっぷりトマトスープ……………… 40	小松菜とわかめの豆腐落とし焼き……… 94
	豆腐のくず煮……………………………… 103
	豆腐野菜バター焼き……………………… 89
	納豆の炒め煮……………………………… 103

離乳食献立索引

主食　ご飯

五分粥（10倍粥）……………………………… 81	
全粥（5倍粥）……………… 84, 85, 88, 89, 90	
そぼろレバー粥………………………………… 101	
炊き込みごはん雑炊…………………………… 102	
軟飯おにぎり…………………………………… 94	
軟飯……………………………………………… 96	
味噌ぞうすい…………………………………… 100	

主食　パン

チーズのパン粥………………………………… 100
パン粥…………………………………………… 100
フレンチトースト……………………………… 101
ロールパン……………………………………… 95

主食　麺

いためうどん…………………………………… 102
そうめんのくたくた煮………………………… 101
煮込みトマトスパゲティ……………………… 102

主食　その他

おこのみやき…………………………………… 102
コーンフレーク粥……………………………… 100
やさいのホットケーキ………………………… 101

主菜　肉料理

鶏ミンチの野菜味噌煮………………………… 85
肉団子の野菜あんかけ………………………… 96
レンジハンバーグ……………………………… 104

主菜　魚料理

魚のミルクマッシュ…………………………… 103
鮭のクリーム煮………………………………… 95

副菜

アスパラガスのミルク煮……………………… 88
おろしきゅうり酢の物………………………… 84
かぼちゃのミルク煮…………………………… 85
かぼちゃのヨーグルトサラダ………………… 95
キャベツのごまあえ…………………………… 88
根菜のレモン甘酢あえ………………………… 94
さやいんげんのマヨネーズあえ……………… 89
じゃがいもケチャップ煮……………………… 81
しろな葉先煮びたし…………………………… 90
スパゲティケチャップ煮……………………… 89
ちんげん菜の煮物……………………………… 85
ほうれんそう葉先ミルク煮…………………… 81
ポテトサラダ…………………………………… 84
ゆでさつまいもケチャップ煮………………… 90

汁物

中華風コーンスープ…………………………… 96
パンプキンクリームスープ…………………… 88
ほうれんそうおすまし………………………… 89
味噌汁…………………………………………… 84
味噌汁（具あり）……………………………… 90
野菜スープ……………………………………… 85
野菜煮だしスープ……………………………… 81

果物・デザート

オレンジ果肉…………………………………… 88
にんじんフレンチトースト…………………… 105
パイナップル果肉……………………………… 89
バナナ果肉……………………………………… 85
フルーツヨーグルト…………………………… 105
フルーツヨーグルトあえ………………… 84, 90
ポテトのおやき………………………………… 105

123

りんごコンポート……………………… 81, 105

離乳期材料別索引

合いびきミンチ　レンジハンバーグ……… 104
青菜（葉先）　そうめんのくたくた煮……… 101
青ねぎ　中華風コーンスープ……………… 96
アスパラガス　アスパラガスのミルク煮…… 88
えのきたけ　中華風コーンスープ………… 96
オレンジ果肉………………………………… 88

かぼちゃ　かぼちゃのミルク煮…………… 85
　　　　かぼちゃのヨーグルトサラダ…… 95
　　　　パンプキンクリームスープ……… 88
キウイフルーツ　フルーツヨーグルト…… 105
キャベツ　いためうどん…………………… 102
　　　　おこのみやき……………………… 102
　　　　キャベツのごまあえ……………… 88
　　　　ポテトのおやき…………………… 105
　　　　野菜スープ………………………… 85
　　　　野菜煮だしスープ………………… 81
牛乳　アスパラガスのミルク煮…………… 88
　　　かぼちゃのミルク煮………………… 85
　　　コーンフレーク粥…………………… 100
　　　魚のミルクマッシュ………………… 103
　　　鮭のクリーム煮……………………… 95
　　　チーズのパン粥……………………… 100
　　　にんじんフレンチトースト………… 105
　　　ハンバーグレンジ焼き……………… 104
　　　パンプキンクリームスープ………… 88
　　　フレンチトースト…………………… 101
　　　ブロッコリースクランブルエッグ… 103
　　　ほうれんそう葉先ミルク煮………… 81
　　　ポテトのおやき……………………… 105
　　　やさいのホットケーキ……………… 101
きゅうり　おろしきゅうり酢の物………… 84
　　　　かぼちゃのヨーグルトサラダ…… 95
クリームコーン　中華風コーンスープ…… 96
グリーンピース　フィッシュピカタ……… 104
　　　　　　　肉団子の野菜あんかけ…… 96
高野豆腐　高野豆腐の卵とじ……………… 104
コーンフレーク　コーンフレーク粥……… 100
小松菜　小松菜とわかめの豆腐落とし焼き… 94
小松菜（葉先）　豆腐のくず煮…………… 103

さくらえび（乾）　いためうどん………… 102
　　　　　　　小松菜とわかめの豆腐落とし焼き……… 94

さけ　鮭のクリーム煮……………………… 95
さつまいも　根菜のレモン甘酢あえ……… 94
　　　　　ゆでさつまいもケチャップ煮… 90
さば　さばのマリネ………………………… 104
さやいんげん　いためうどん……………… 102
　　　　　　さやいんげんのマヨネーズあえ……… 89
　　　　　　ハンバーグレンジ焼き……… 104
さわら　さわらの煮つけ…………………… 90
じゃがいも　じゃがいもケチャップ煮…… 81
　　　　　ポテトサラダ…………………… 84
　　　　　ポテトのおやき………………… 105
しょうが　中華風コーンスープ…………… 96
食パン　チーズのパン粥…………………… 100
　　　にんじんフレンチトースト………… 105
　　　パン粥……………………………… 100
　　　フレンチトースト…………………… 101
しらす干し　おこのみやき………………… 102
　　　　　ポテトのおやき………………… 105
しろな（葉先）　しろな葉先煮びたし…… 90
白身魚　魚のミルクマッシュ……………… 103
　　　白身魚のバター煮………………… 84
スパゲティ（乾）　スパゲティケチャップ煮… 89
　　　　　　　煮込みトマトスパゲティ… 102
スライスチーズ　おこのみやき…………… 102
　　　　　　　チーズのパン粥…………… 100
そうめん（乾）　そうめんのくたくた煮… 101

大根　納豆の炒め煮………………………… 103
　　　味噌汁……………………………… 84, 90
　　　野菜スープ………………………… 85
卵　いためうどん…………………………… 102
　　おこのみやき………………………… 102
　　高野豆腐の卵とじ…………………… 104
　　中華風コーンスープ………………… 96
　　トマトスクランブル………………… 88
　　にんじんフレンチトースト………… 105
　　フィッシュピカタ…………………… 104
　　フレンチトースト…………………… 101
　　ブロッコリースクランブルエッグ… 103
　　ポテトのおやき……………………… 105
　　やさいのホットケーキ……………… 101
　　卵黄マッシュ………………………… 81
たまねぎ
　　鮭のクリーム煮……………………… 95
　　さばのマリネ………………………… 104
　　スパゲティケチャップ煮…………… 89
　　鶏ミンチの野菜味噌煮……………… 85
　　肉団子の野菜あんかけ……………… 96
　　ハンバーグレンジ焼き……………… 104
　　パンプキンクリームスープ………… 88

味噌汁(具あり)…………………………… 90
野菜煮だしスープ………………………… 81
ちんげん菜(葉先)　ちんげん菜の煮物……… 85
　　　　納豆の炒め煮……………………… 103
豆腐　小松菜とわかめの豆腐落とし焼き …… 94
　　　豆腐のくず煮………………………… 103
　　　豆腐野菜バター焼き………………… 89
トマト果肉　トマトスクランブル………… 88
鶏ミンチ　鶏ミンチの野菜味噌煮………… 85
鶏レバー　そぼろレバー粥………………… 101

納豆　納豆の炒め煮………………………… 103
にんじん　いためうどん…………………… 102
　　　　根菜のレモン甘酢あえ…………… 94
　　　　豆腐のくず煮……………………… 103
　　　　豆腐野菜バター焼き……………… 89
　　　　鶏ミンチの野菜味噌煮…………… 85
　　　　肉団子の野菜あんかけ…………… 96
　　　　納豆の炒め煮……………………… 103
　　　　にんじんフレンチトースト……… 105
　　　　フィッシュピカタ………………… 104
　　　　味噌汁……………………………… 84
　　　　野菜スープ………………………… 85
　　　　野菜煮だしスープ………………… 81
　　　　やさいのホットケーキ…………… 101
のり　ほうれんそうおすまし……………… 89

パイナップル果肉…………………………… 89
パセリ　さばのマリネ……………………… 104
バナナ　やさいのホットケーキ…………… 101

バナナ果肉…………………………………… 85
パプリカ(赤)　ポテトのおやき…………… 105
パン粥………………………………………… 100
パン粉　ハンバーグレンジ焼き…………… 104
豚ミンチ　肉団子の野菜あんかけ………… 96
ぶどう果肉　フルーツヨーグルトあえ…… 90
プレーンヨーグルト　かぼちゃのヨーグルト
　　　　　　サラダ………………………… 95
　　　　フルーツヨーグルト……………… 105
　　　　フルーツヨーグルトあえ………… 84,90
ブロッコリー　鮭のクリーム煮…………… 95
　　　　ブロッコリースクランブルエッグ……… 103
ほうれんそう(葉先)　高野豆腐の卵とじ… 104
　　　　ほうれんそうおすまし…………… 89
　　　　ほうれんそう葉先ミルク煮……… 81
ホールコーン　鮭のクリーム煮…………… 95
　　　　フィッシュピカタ………………… 104

みかん果肉　フルーツヨーグルトあえ…… 84
ミニトマト　鮭のクリーム煮……………… 95

やまいも　小松菜とわかめの豆腐落とし焼き 94
ゆでうどん　いためうどん………………… 102

りんご果肉　りんごコンポート……… 81,105
れんこん　根菜のレモン甘酢あえ………… 94
ロースハム　かぼちゃのヨーグルトサラダ… 95

わかめ(乾)　小松菜とわかめの豆腐落とし焼き
　　………………………………………… 94

125

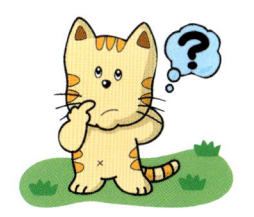

編者略歴

惠谷（えたに）ゆり

1989 年 3 月	大阪市立大学医学部医学科卒業
1989 年 6 月	大阪府立病院小児科にて研修
1991 年 6 月	大阪府立母子保健総合医療センター（小児内科）
1992 年 6 月	大阪大学医学部研究生（小児科学教室）
1998 年 6 月	大阪府立母子保健総合医療センター（検査科病理）
1999 年 6 月	大阪大学医学部非常勤医（小児科学教室）
2000 年 5 月	米国アラバマ大学バーミングハム校微生物学講座および免疫ワクチンセンター研究員
2002 年 7 月	大阪大学医学部研究生（小児科学講座）
2007 年 8 月	大阪大学大学院医学系研究科助手（小児科学講座）
2007 年 4 月	大阪府立急性期・総合医療センター 小児科副部長
2009 年 4 月	大阪府立母子保健総合医療センター 消化器・内分泌科副部長
2013 年 4 月	大阪府立母子保健総合医療センター 部長兼栄養管理室長
現在に至る	

所属学会
  日本小児科学会（専門医）
  大阪小児科学会（運営委員）
  日本小児栄養消化器肝臓学会（運営委員，認定医）
  日本小児肝臓研究会（運営委員）
  日本小児内分泌学会
  日本小児感染症学会
  日本肝臓学会（専門医）
  日本内分泌学会
  日本静脈経腸栄養学会
  American Gastroenterological Association

西本　裕紀子（にしもと　ゆきこ）
管理栄養士・博士（保健学）

1986 年 3 月	大阪市立環境科学研究所附設栄養専門学校卒業
1986 年 4 月〜現在	大阪府立母子保健総合医療センター（栄養管理室）
2009 年 4 月〜現在	大阪府立大学総合リハビリテーション学部　臨床講師
2010 年 3 月	大阪府立大学大学院総合リハビリテーション学研究科栄養支援系領域修士課程修了
2012 年 4 月〜現在	大阪府立母子保健総合医療センター 栄養管理室主査副室長
2013 年 3 月	大阪府立大学大学院総合リハビリテーション学研究科栄養支援系領域博士後期課程修了
2015 年 4 月〜現在	同志社女子大学嘱託講師

その他資格
  栄養相談専門士
  日本糖尿病療養指導士
  日本健康運動指導士
  NR・サプリメントアドバイザー
  栄養サポートチーム（NST）専門療法士

所属学会
  日本臨床栄養協会理事
  日本臨床栄養協会近畿地方会学術委員
  日本小児栄養消化器肝臓学会
  日本小児科学会
  日本糖尿病・妊娠学会
  日本静脈経腸栄養学会
  日本小児栄養研究会
  近畿栄養・輸液研究会世話人

受賞
  2011 年　第 33 回母子保健奨励賞（母子保健功労賞顕彰会）
  2011 年　毎日新聞社賞

こどもの心と体の成長・発達によい食事 Ⅰ 妊娠期・乳児期
こども病院の医師と栄養士による食育レシピ

2016年5月10日　第1版第1刷 ©

監　　修	大阪府立母子保健総合医療センター
編　　著	惠谷　ゆり
	西本裕紀子
発 行 者	宇山　閑文
発 行 所	株式会社金芳堂
	〒606-8425 京都市左京区鹿ヶ谷西寺ノ前町34番地
	振替　01030-1-15605
	電話　075-751-1111(代)
	http://www.kinpodo-pub.co.jp/
組　　版	HATA
印　　刷	株式会社サンエムカラー
製　　本	有限会社清水製本所

落丁・乱丁本は直接小社へお送りください．お取替え致します．

Printed in Japan
ISBN978-4-7653-1668-2

JCOPY　＜(社)出版者著作権管理機構　委託出版物＞

本書の無断複写は著作権法上での例外を除き禁じられています．複写される場合は，そのつど事前に，(社)出版者著作権管理機構(電話 03-3513-6969, FAX 03-3513-6979, e-mail: info@jcopy.or.jp)の許諾を得てください．

●本書のコピー，スキャン，デジタル化等の無断複製は著作権法上での例外を除き禁じられています．本書を代行業者等の第三者に依頼してスキャンやデジタル化することは，たとえ個人や家庭内の利用でも著作権法違反です．